LEV MERE, TÆNK MINDRE

# 誰說你一定非得要想通？

## 給總是越想越糾結的你，不用吃藥的療「鬱」處方箋

皮亞・卡萊森 PIA CALLESEN—著
安・梅特・福特普 ANNE METTE FUTTRUP—共同作者
林怡婷—譯

推薦序

# 如果怎麼想也想不通，那就別想了！

諮商心理師　陳志恆

大多數的人都渴望時時刻刻擁有自在、喜悅或平靜的心理狀態，然而，這似乎一點都不容易。因為，內建在我們腦子裡的偵錯雷達，會自動化地去注意那些自己身上不夠好、不如人之處，或者他人的罪過或老天的不公等，令人身陷煩惱，並出現焦慮、惶恐、不安、委屈、難過、無力、憤怒或恐懼等情緒。

而當這些令人困擾的負面情緒出現時，你會怎麼做呢？

如果只是輕微或偶爾出現的負面情緒，大概不去理會就行了。但類似的情緒狀態若反覆出現，大腦裡的偵錯雷達，又會鈴聲大作，不斷提醒你「Something Wrong」！

這時，你會開始思考：「發生什麼事了？」、「我怎麼了？」、「我怎麼會這麼難過？」、「我要怎麼樣才能不擔憂？」……

正所謂「天下本無事、庸人自擾之」。你瘋狂地陷入各種令人不舒服的思緒中，努力地思考，到底哪裡出問題？到底該怎麼解決問題？你用盡全力去分析問題的成因，找出有效的因應對策，然而，卻怎麼想也想不通，更陷入死胡同中。漸漸地，雜亂的思緒把你淹沒。但是，你沒有放棄，你依然想要理出個頭緒，卻越感到灰心、氣餒、無力、焦躁。

我常常在心理助人中，目睹當事人在會談裡，陷入無止境與鬼打牆的過度思考與憂慮之中；也曾聽過許多當事人告訴我，他們每天花多少時間在所謂的「反芻思考」上。就像上癮一般，始終難以將注意力從過度憂慮的思緒中轉移。

對發生在自己身上的困境反覆分析，試圖找到原因與解方，這是人的本能，也因為如此，我們能夠解決問題、突破困境，活得更好。然而，對無法解決或根本不需要憂慮的事情過度分析，就會陷入「反芻思考」當中。

《誰說你一定非得要想通？》這本書所要介紹的「後設認知療法」便主張，是反芻思考讓我們陷入情緒困擾當中，甚至罹患憂鬱症、焦慮症等精神疾病。這樣的觀點，大大顛覆了傳統心理治療的理論與做法。

要認識後設認知療法，不得不先提及傳統心理治療中的「認知行為療法」（CBT）。一直以來，CBT被公認為對治療憂鬱症有顯著效果；面對憂鬱症患者，CBT常是精神醫療人員提供藥物治療以外的首選。

認知行為取向對心理問題的看法是，帶來情緒困擾的不是悲慘事件本身，而是當事人對事件的想法、解讀或者內心所抱持的信念。亦即，是那些負面的思考內容、不合理的信念或者錯誤與扭曲的思考模式，引發了人們沒完沒了的痛苦。

因此，要幫助一個人減少、減緩情緒，首先要檢查與分析他的想法與念頭，反轉悲觀的思考內容、修正失調的解讀模式，或者置換那些不合理但又堅信不疑的想法。念頭轉了，就會海闊天空！

我們都聽過「杞人憂天」這個成語。周代有個諸侯國杞國，有個人成天擔心天會崩塌下來，因而煩惱不已；杞人憂天便用來比喻一個人不必要或缺乏事實根據的擔憂。

如果杞人活在現代，去接受CBT的心理治療，治療師便會與他討論「擔心天塌下來」這個想法的合理性，試著讓他的想法更貼近事實真相。

憂鬱症患者在CBT中，常被教導要正向思考或者合理思考。在心理晤談中，治療師會花很多時間與案主討論與分析他的想法，試圖鬆動或改變。然而，實際上並沒有這麼容易，案主常因此感到更無力。正因為無法做到改變想法、正向思考，而對自己有更多的批判與憤怒，又產生更強烈的負面情緒。

若杞人接受的是後設認知療法，治療師不會花時間和杞人討論「天會塌下來」這個想法是否合理，而是讓他知道，造成他憂心不已的，不是想法本身，而是他讓自己過度沉浸在這個想法當中。所以，脫困的方式就是「少去想」或「別去想」。

後設認知療法認為：不斷去談論與分析這些腦海中的念頭，就好像反芻思考一般，只會讓痛苦中的當事人，陷入更嚴重的沮喪與無力之中。反而，人們應該減少或停止反芻思考，才能從嚴重憂鬱或焦慮中，獲得解脫！

簡單而言，就是「別去想」或「別想太多」就好了。

乍聽之下，實在有點違反人性。試想，當你遇到鳥事而心情不好時，也許最討厭身旁的人對你說：「不要想太多啦！」、「別去想就好了！」你心裡吶喊著：「你又不是我，哪有這麼容易不去想！」

然而，後設認知療法正要你「別去想」或者「少去想」。背後的假設是，我們有能力去控制那些不斷浮現且會帶來灰暗心情的種種念頭，只要有一套妥善的思考應對策略，去減少或停止反芻思考，自然有助於擺脫長期的情緒困擾。

老實說，初接觸到這樣的心理助人觀點，我有些訝異，與我過去所知所學似乎有些格格不入。然而，細究其中的後設認知策略，便能發現，確實有其道理。而作者與其研究團隊，經過二十幾年來的實務觀察與臨床研究，證實後設認知療法確實能有效改善憂鬱症患者的情緒困擾。

那麼，要怎麼減少或停止反芻思考呢？

《誰說你一定非得要想通？》的作者皮亞．卡萊森介紹了三種策略，分別是限制反芻思考的時間、控制或轉移注意力，以及旁觀思緒。

老實說，第一種「限制反芻思考的時間」，也是我常會給案主的建議。如果你為某事成天擔憂不已，從早到晚時時刻刻都在想著這件事，無法控制的過度思考，嚴重影響了日常生活，那麼，你可以試試，每天給自己一段時間（約半小時到一小時），不需節制地好好想，大想特想；其他時間，則能正常生活。

而控制和轉移注意力，在後設認知療法裡面，有一套漸進式的注意力訓練，讓你在開始反芻思考時，能把注意力的焦點轉移到其他的事物上。

最後一個「旁觀思緒」，其實與近來相當流行的「正念療法」理念與做法相近。都是練習讓自己成為一個旁觀者，看著每一道思緒來來又去去，但不被捲入任何思緒當中。當發現自己被捲進去時，只要提醒自己抽離出來，如實地覺知與觀察，在這個過程中，沒有批判、沒有評價，就是盡可能地保持客觀中立即可。

就好像，你站在月台上，看著一班又一班的列車進站、駛離，但你就只是看著，而不需要搭上任何一班車。

就我個人對情緒安頓的觀點，這近似於「允許存在」的概念。遇到負面思考或灰暗情緒，不需要去排拒它、對抗它，而是去辨識它、覺察它，然後，允許他們存在，從旁觀的角度好奇地看著他們。

負面思緒可以存在，但我們也可以不被影響。

曾子要我們「吾日三省吾身」，每天反思與檢討自己，哪裡得罪別人、哪裡有待改進。然而，如果你不只三省，而是四省、五省、六省……，甚至，時時刻刻都在自省，而且，是為了同一件事情反覆自省，那麼，你已經陷入反芻思考之中了。別期待自己有一天會想通，也許永遠理不出個頭緒，不妨試試這本書中的三種認知控制策略。

目前尚少聽見國內的心理專業人員或實務工作者討論後設認知療法，欣見《誰說你一定非得要想通？》一書被引進國內，讓華人讀者有機會接觸新興發展中的心理治療取向與觀點，對於處理自身及他人的心理困境，能有更多的選擇。

---

陳志恆，諮商心理師、暢銷作家，並著有《此人進廠維修中》、《受傷的孩子和壞掉的大人》、《擁抱刺蝟孩子》、《正向聚焦》等暢銷書。

---

# 作者提醒

如果您患有嚴重憂鬱症，請尋求醫療協助，光靠閱讀本書與實行書中建議無法治好憂鬱症。本書無法取代後設認知治療研究院（Metacognitive Therapy Institute，簡稱ＭＣＴ－Ｉ）認證合格的診所或治療師所提供的後設認知治療（metacognitive therapy），不過可以提供一些靈感或想法，協助您揮別負面想法與憂鬱症。

Contents

推薦序　如果怎麼想也想不通，那就別想了！　003
前言（皮亞．卡萊森）　017
前言（阿德里安．威爾斯）　023
第一章　停止無盡的自我分析　025
第二章　察覺觸發思緒與反芻思緒　069
第三章　拾起掌控權——你做得到　101
第四章　反芻思考（只）是習慣　145

第五章　停止胡思亂想，認真生活　163
第六章　你的腦袋真的需要藥物嗎？　189
第七章　終結憂鬱　203
認識基本概念　215
你有意接受後設認治療嗎？　217
參考書目　221

「大家都有負面的想法，有時也會對這些想法信以為真，不過不是每個人都會罹患憂鬱症或出現痛苦的情緒。」

——阿德里安．威爾斯

# 前言

皮亞・卡萊森

數十年來，眾多著名心理治療師[1]堅稱憂鬱症是大腦生理上的疾病，而神經傳導介質血清素的缺乏是出現憂鬱症狀的主因。因此，多年來，許多治療師碰到出現憂鬱症狀的患者，第一步就是開立藥物處方，給予病患所謂的「快樂藥」。患者可能也會向從事會話療法訓練的心理師求診，與之進行諮商。在多數案例中，諮商對談的目的都是要描繪出問題與創傷所在，加以排解處理，或是將負面想法轉為較為正面或貼近現實的觀點。

不過，近來開創性的新研究顯示，患者自身其實可以大幅掌控憂鬱症的病情。有多篇研究顯示（包括我在二〇一六年底完成的曼徹斯特大學博士

1. psychotherapist有兩種解釋，一是指透過談話、諮商來治療心理疾病的專業人士，但無法診斷或開藥，類似臺灣的心理師；另一說法是，psychotherapist是一個統稱，包含可開藥的精神科醫師、不可開藥的心理師與主要從事教學及研究工作的心理學家。此處依上下文判斷應屬於第二種解釋。

論文），假如以不適當的方式處理負面想法與感受，那就可能演變成憂鬱症；而透過學習以合適的方式認識這些負面思緒、感覺，就可以降低罹患憂鬱症的風險。

本書中，我將挑戰時下對憂鬱症過時的認知，目前一般認為憂鬱症是一種無法控制的狀態，且患者本身無力改變。我也將談到現行同樣過時的治療方法：持續多年的對談諮商與藥物，並介紹一種嶄新且十分有效的方法——後設認知治療。

英國心理學家暨曼徹斯特大學教授阿德里安・威爾斯根據二十五年來的研究提出後設認知治療，他深入鑽研為何有些人會罹患憂鬱症等心理疾病，而有些人不會。威爾斯提出的治療手冊說明，憂鬱症的起因並不是悲傷、意外、傷心的感受或負面想法，而是我們處理這些思緒的方式。反芻思考（也就是每天花好幾個小時沉思、讓負面想法在腦中不停打轉）的人罹患憂鬱症的風險更高；反之，如果只是旁觀這些想法，置之不理，那就不易罹患憂鬱症。

威爾斯也發現，某些人特別容易陷入反芻思考，潛藏原因有三：首先，他們並沒有察覺自己正在反芻思考；其次，他們不知道自己其實可以控制反芻思考；第三，他們以為反芻思考是有用的。如果時不時留意自己是否快樂、不停檢查自己的心理狀態，我們可能會陷入惡性循環，因此出現傷心、缺乏活力等憂鬱症狀並使症狀持續。即便試圖理性思考、正面思考，或本意其實是關心自己，仍然會出現這樣的狀況。這些處理想法的方式反而又製造出千頭萬緒，就像威爾斯所說：「鑽牛角尖沒辦法解決過度思考的問題，不要去想才是解決之道。」後設認知治療的基礎就是威爾斯這方面的研究。

我自二〇〇〇年初開始擔任心理治療師，我執業的頭十年主要是使用傳統的認知行為治療（cognitive behavioural therapy，簡稱ＣＢＴ），這是一種久經驗證且記錄豐富的治療方法。認知治療的基本假設是，想法與身心健康密切相關，因此若要戰勝憂鬱與焦慮，患者必須排解負面想法並加以改變。

而後設認知治療以及阿德里安．威爾斯的學說大幅扭轉我對於心理疾病的理解。過去十年來，我以為心理疾病的根源是遺傳基因、環境與負面思想，但研究上百位接受後設認知治療的個案後我發現：其實不是如此，以威爾斯的話來說，心理疾病的根源是錯誤的心理與行為策略。我們之所以憂鬱，是因為我們以錯誤的方法來處理這些想法與信念，因此憂鬱症並不是永遠無法擺脫的疾病。

瞭解這一點後，我的腦海中掀起海嘯：這些年來我給予個案的協助是不是很有限？我的個案大多覺得認知療法很有幫助，但我現在發現，假如採用後設認知治療，不僅可以縮短治療時間，還能大幅提升療效。

認識威爾斯和後設認知治療後不久，我自己開始需要心理治療。我和先生剛迎來一個小男孩，不過醫生捎來壞消息：小路易（Louie）天生患有罕見的遺傳缺陷，會導致癲癇發作。如果沒有妥善控制，癲癇可能導致腦部損傷。我徹底崩潰，陷入愁雲慘霧中，腦袋中思緒不停打轉：路易會怎麼樣？如果路易腦部受到嚴重損傷，我和先生未來該怎麼辦？我們原本的希望與夢想呢？

我一心想要徹底研究，然後詢問醫生一大堆問題，我想要瞭解關於我兒子遺傳缺陷的一切資訊。我想要身兼超級媽媽以及這個領域的專家，解決所有問題。但我新接觸到的後設認知治療阻止我在這方面沉吟不已，我的責任不是付出所有心力找出解決方法並治好路易，那是醫生的工作。我不能想個不停並因此陷入憂鬱狀態，我得當個能陪伴路易的母親，與支持先生的太太。

對於一整天不斷浮現的想法與問題，我決定放任不管。我固定撥出一段時間（傍晚五點至六點）用來沉思、反芻。我一位同事形容道，這好像整天含著一塊口香糖，但直到下午五點才開始嚼。這並不容易，你必須意識到自己的想法，還需要耐心與毅力才能學會置之不理，並將注意力轉移到生活中的其他事物上。不過我親身經歷到後設認知治療的威力，而我們一家三口——路易、我先生和我自己，都安然度過那次危機。

我期望本書讀者能和我一樣，瞭解到自己其實能控制引發或使憂鬱症持續存在的思考策略。本書將逐步說明後設認知治療的各個階段，每一階段我也會講述我在診間如何使用這些療法，並提供個案在生活中實行後設認知原則時所採用的練習與訣竅。

本書並不能取代後設認知治療。如果你深陷憂鬱，我建議你立即尋求醫療協助，以便獲得最好的治療。不過即使患有嚴重憂鬱症，後設認知治療還是有所幫助。針對個別受試者的試驗顯示，光靠注意力訓練（這也是後設認知治療的一部分，請見第三章）就能大幅改善嚴重憂鬱症患者的症狀。後設認知治療研究院認證合格的治療師列表，請見二一七頁。

本書將提到娜塔查（Natacha）、梅特（Mette）、雷夫（Leif）、貝莉特（Berit）的經歷，他們都遭逢重大生命危機，出現負面的想法與感受，因此陷入憂鬱。他們分享自己的親身經歷，包括他們所面對的問題、低落與憂鬱的感受，以及如何透過後設認知治療重新看待這些想法與感受，藉此走出憂鬱症。

後設認知治療不能保護你免於遭遇人生大大小小的挑戰，這項工具的作用是幫助你重拾跳脫沉思與反芻的能力，將注意力轉移到自己身外的生活中，如此才能克服憂鬱症、好好過生活。

# 前言

英國曼徹斯特大學教授　**阿德里安・威爾斯**

我們需要更為有效且以實證為基礎的心理治療方法。在本書中，皮亞・卡萊森博士說明她在診間使用後設認知治療的方式。卡萊森畢業於後設認知治療研究院（www.mct-institute.com），同時也是我的博士生，於曼徹斯特大學取得學位。她透過大型試驗，對以後設認知治療與認知行為療法治療憂鬱症患者的效果進行了比較。

本書提供讀者後設認知治療的概覽，並佐以完成療程的個案所提供的親身經驗。不論你是考慮嘗試這項新療法的憂鬱症患者，或只是對後設認知治療的重點原則感到興趣，這本書都會是珍貴的資源。

後設認知治療關注個人調節思緒的方式。不論人生是否順遂，個人其實可以學習避免可能引發憂鬱症的思考模式。我和同事於一九九四年在心理學研究與理論方面取得進展，這也就是後設認知治療的基礎。以當時來說，我們提出相當激進的論點。根據研究，我們發現多數焦慮與憂鬱的問題都是來自某種思考模式，這種模式與個人潛藏（後設認知）的信念系統息息相關。如果新的療法能去除這種思考模式並修正信念系統，也許就能獲得更好的成效。經過多年的研究與臨床經驗，我發展出後設認知治療，多年來累積了大量資料支持這種治療方式。

假如卡萊森博士的著作能引發憂鬱症患者與治療師的興趣，進一步瞭解後設認知治療，那就達到著書的目的。假如本書能帶來希望，為憂鬱症患者的苦難指引出口，那這本書就成功了。

第一章

# 停止無盡的自我分析

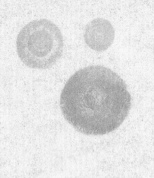

你有聽過「憂鬱症襲來」這個說法嗎？對此，我肯定地說：憂鬱症不會莫名襲來。憂鬱症不是來自外界，而是我們自己引發的。因此，只要願意，我們自己也能對抗憂鬱症，我們可以奪回掌控權，不被憂鬱的想法操控。

你可能很難相信，因為我們多半都聽說過，憂鬱症是情緒危機或大腦的化學物質失衡所引發。按照這個前提，憂鬱症是無法避免的，我們無能為力。我們以為憂鬱症是情境所引發，不論個人如何面對都沒辦法避免。

雖然這個觀點相當常見且立場堅定，但新研究顯示，這並不是憂鬱症出現的機制。人生中，我們的身體及心靈難免遭遇大傷小痛，我們會碰上危機、挫敗、疾病與失落，感受到痛苦、悲哀、恐懼、傷心、挫折與憤怒，但不是所有人都會罹患憂鬱症，為什麼呢？關鍵在於我們面對危機與負面想法時所使用的策略。有些策略非常不恰當，引領我們直接走進憂鬱之中；有些策略能引導我們繞過憂鬱的深淵，我們可以學習正確的策略，拉自己一把。而這樣的策略就是後設認知治療的核心內涵。

我告訴個案他們其實可以自行緩解憂鬱症時，有些人覺得備感壓力，他們問：「我得自己負責好轉嗎？」請放心，一開始覺得困難是很正常的，我也保證，只要有適當的協助，你一定做得到。本書稍後將提到娜塔查、梅特、雷夫、貝莉特的故事，他們在六至十二次後設認知療程之後都成功走出憂鬱症。

透過後設認知治療，我們終於擺脫古老佛洛伊德精神分析的陰影，這一學派相信談論童年經驗可以治療憂鬱症。我們也向認知療法提出挑戰，這種療法試圖將憂鬱症患者的負面信念轉化為較符合現實或稍微不一樣的信念。後設認知治療不把童年當成罪魁禍首，目標也不是將黑暗的想法扭轉為正面態度，後設認知治療是心理學界開創性的典範轉移（paradigm shift）。透過這種新療法，無盡的自我分析不再是擺脫憂鬱症之道。後設認知治療的基本原則是擱置想法與感受，而不是深入鑽研。

可想而知，嘗試過其他類型療法的個案可能會覺得後設認知治療根本是治療的「相反」，因為當個案尋求治療時，他們會預期要透過處理問題、釐清感受，病情才能好轉。

而後設認知治療的大前提就是，過度鑽研自己的想法與感受會引發憂鬱症狀。如果一天花上數個小時思考、談論、處理、分析負面的經驗與感受，或是搜索枯腸試圖找尋情緒問題的解決方法，很可能會因為這樣的反芻思考而陷入憂鬱。當憂鬱症狀開始出現或陷入憂鬱狀態時，我們沉思不已的理由又變多了（思考憂鬱症本身），而不斷分析、鑽研憂鬱症病因的同時，我們反而延續了症狀。

## 令人驚訝的研究結果

後設認知療法治療憂鬱症的效果獲得證實後，席捲了全世界。英國國家健保局（National Health Service）準則明列後設認知治療是廣泛性焦慮可考慮採用的治療方式。我相信在不久的未來，世界其他國家也會建議以後設認知治療來對付憂鬱與焦慮。

事實上，正是因為準則中提到其他研究者與心理學家透過後設認知治療獲得優異的結果，我才決定要結合臨床工作與相關研究。阿德里安・威爾斯教授發表的研究深深啟發我，其中寫道：採用後設認知治療的個案，有七至八成戰勝焦慮或憂鬱症。這樣的結果比其他治療方式（包括認知療法）好得多。不過這樣的正面結果主要來自小規模的研究與試驗，我很好奇，如果將後設認知治療應用於我診所中的目標族群身上，能不能獲得同樣可觀的結果。於是我寫信給威爾斯教授，提議展開一項博士研究計畫。我們計畫針對來到我的診所求診的個案進行一系列所謂的療效試驗。換句話說，我將針對這項療法的直接療效展開研究。

首先，我針對所有關於憂鬱症療法效果的研究進行系統性的回顧。我發現，在這些研究中，約有五成受試者自憂鬱症康復，他們使用的治療方式（包括認知療法）都著重個案的想法、目前生活狀態以及與他人的關係。五成的康復率不值得大肆宣揚。

接著，我開始研究丹麥個案採用後設認知治療能否獲得與威爾斯教授一樣優異的結果。我首先進行單一受試者的試驗，接著再展開較大規模的隨機化試驗。具體來說，我在療程開始前幾週數次評估受試者的憂鬱程度，確保憂鬱症並不是隨時間而自然緩解。之後，在阿德里安．威爾斯的監督之下，我和一位同事向四位丹麥憂鬱症患者提供後設認知治療。

一開始，四位個案都罹患重度憂鬱症。經過五至十一次後設認知治療後，三位已經康復，一位仍有輕微憂鬱症。六個月後，四位受試者皆表示已完全康復，治療持續發揮作用。這樣的結果令人印象深刻，試驗也已發表在《斯堪地那維亞心理學期刊》中（Scandinavian Journal of Psychology）。

在這次單一受試者的試驗後，我進一步完成更大規模的研究，為期超過六年，研究對象超過一百五十位丹麥憂鬱症患者，我將受試者隨機分為兩組，一組接受認知療法，另一組接受後設認知治療。研究結果再無疑義：不論長期或短期，後設認知治療的療效顯然較佳。有幾位挪威研究者也進行了類似的研究，由心理學家羅傑．哈根（Roger Hagen）主導，調查三十九位挪威憂鬱症患者採用後設認知治療的效果。同樣地，結果非常優秀：七至八成的受試者康復，而在六個月後的追蹤評估中，這些受試者也沒有復發。這些研究結果顯示，後設認知治療大概是目前治療憂鬱症可見的方法中最有效的。

## 你正接受認知療法嗎？

如果你正接受認知療法或其他類型的治療方式，並希望繼續進行，我不建議同時採用後設認知治療，因為同時使用可能抵銷效果。後設認知治療單獨使用時效果最好。

# 心靈會自我調節

之前提過，治療師認為憂鬱症等心理疾病是在人生低潮時自外界襲來。因此，過去的治療方法也一直著重於排解個人心中累積的創傷與負面經驗。心理治療界持續採用這種療法，一直到阿德里安．威爾斯和同事傑拉德．馬修斯（Gerald Matthews）根據多年研究，於一九九〇年提出全新的人類心理模型。他們記錄到，心靈通常有能力自我調節；就像身體通常可以自癒，其實心靈也是。

數千年來，對於輕傷、骨折，人體發展出自癒的能力。我們小時候就知道，從腳踏車上摔下來而受傷流血的膝蓋，不會永遠血流不止。我們不必做任何處置，傷口也能以神奇的方式癒合，而且恢復速度相當快。但如果我們對傷口又摳又抓，反而不容易癒合，而且還可能造成感染、留下疤痕組織，使傷勢惡化。

威爾斯和馬修斯的研究指出，心靈也是一樣的情況。在離婚、意外或火災等令人不快的經驗之後，我們的想法自然而然會繞著那次經驗打轉。與那次經驗相關的想法與畫面會一再出現於腦海中，一天浮現數次。相關的想法通常是負面的，感受也以悲哀、恐懼、傷心、失落，甚至是憤怒為主，這都是正常的現象。在負面經驗的當下，心靈會受傷、感到痛苦，和膝蓋擦傷一模一樣。不過只要我們不抓膝蓋，傷口就會痊癒，同樣地，如果我們能克制自己反芻思考、避免負面感受孳生，那麼心靈也能康復。即便負面想法、畫面和衝動還是會短暫出現，只要我們不緊抓住不放、刻意壓抑或試圖排解，它們都會自然地消失。只要我們不一再回想，那些與負面經驗相關的種種都會消失，彷彿船過水無痕。

這種對於心靈的全新認識，推翻了過去對於憂鬱症病因的認知。但如果心靈有能力自癒，那為什麼有些人經歷生命危機後一蹶不振？

# 心理運作的三個層次

目前普遍的觀點是，未經排解處理的負面經驗會導致憂鬱症，而威爾斯對此提出挑戰。他解釋道，大家時不時都會出現負面的想法，偶爾也會對這些想法信以為真，但並不是所有人都會罹患心理疾病。因此，威爾斯和馬修斯提出一個問題：如果負面經驗與想法本身不會導致憂鬱症，那憂鬱症的起因到底是什麼？是哪些潛藏因素使人們陷入憂鬱？

他們提出人類心理的後設認知模型，也就是情緒障礙自我調節執行功能模型（Self-Regulatory Executive Function Model of Emotional Disorder，簡稱S－REF模型），這個模型顯示人類心理的運作分為三個層次：

1. 底層時常受到衝動、想法與感受的影響，但如果我們對這些衝動、想法與感受置之不理，那它們很快就會自行消失。

2. 中間的策略層次負責選擇我們用來處理這些想法的策略。
3. 最上層的後設認知層次包含所有我們所知的策略。

接下來我們進一步詳細說明這三個層次。

## 1. 底層：自動出現的想法與畫面

大腦會製造成千上萬關於自我的後設認知信念，這些信念與衝動、想法、畫面、感受、記憶持續在底層影響我們。我們沒辦法控制一切想法、聯想與衝動。這些想法不由自主地因各種或喜或悲的遭遇、事件、經驗而自然而然地浮現。舉例來說，假如你曾對戀愛對象感到失望、受傷難過，那要進入一段新的感情時難免會感到緊張不安。這些因過去經驗而自動產生的想法與感受相當常見，本身並不會造成問題，但我們如何處理這些不由自主出現的想法與感受，則會影響到我們的心情與健康。而我們處理的方式則是由中層的策略層次決定。

## 心理的運作方式

引用簡化自威爾斯和馬修斯一九九四年提出的S-REF模型。

**後設認知信念層次**

「我沒辦法控制自己反芻思考。」
「我可以透過反芻思考找出解決方法和答案。」

**中層策略層次**

**處理思緒的策略**

反芻思考、擔憂、試圖理性／同情／正面思考、壓抑想法、逃避、監督或檢查自己的心情

**底層**

**自動出現的想法與畫面**

每天浮現的成千上萬則想法
與內在感官輸入

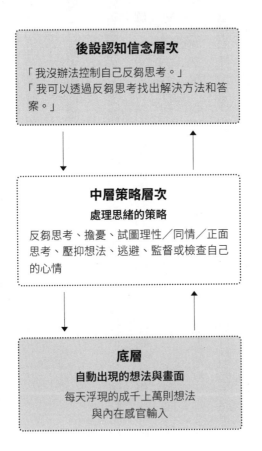

## 2. 中層：策略

這個層次負責擬定策略，用來處理底層不由自主出現的想法與感受。我們所使用的策略會決定這些想法與感受會轉瞬即逝，還是留在意識中、不停打轉。如果策略是對想法與感受採取行動，像是反芻思考和擔心，那就會助長思緒的孳生。我們多多少少會意識到底層產生的衝動，接著從與思考模式及情緒生活相關的後設認知知識（由上層後設認知信念層次掌管）中自主選擇策略來處理。比方說，如果你覺得自己失去工作的熱忱，你處理這個問題的策略可能是開始分析。你運用智識來分析自己的所知、遭遇、事件、經驗，試圖釐清失去熱忱的原因。你想知道什麼地方變了，是該換工作的時候了嗎？要轉行還是進修？如果你所使用的問題解決策略能夠找到解決方法，那一切都沒問題，你可以繼續過日子。但有時分析找不出答案，這時反芻思考就會引發更多沉思，每天占據的時間越來越長：我的經濟負擔得起回去上大學嗎？我可以抵押房子貸款嗎？還是要換便宜一點的房子？孩子們需要轉學嗎？

## 3. 後設認知信念層次：關於想法和思考模式的假設

我們倚賴這個層次中的信念來決定要如何處理各種衝動、想法與感受。每天有上千縷想法浮現，我們沒有時間一一處理，因此我們得做出取捨，決定哪些想法需要處理，哪些可以置之不理。比方說，假如被開除，我們很可能開始反覆思索被開除的原因。我們以為這樣做有用，以為自己可以想出一個解釋。在此同時，我們可能覺得沒辦法控制自己要不要反芻思考，感覺一天要反芻思考兩小時或十小時都不是自己所能掌控的。我們會放棄掙扎，開始放任自己反芻思考，還是發現自己擁有控制權，這兩種不同情況是由後設認知信念決定的。也就是說，我們是否相信自己有能力開啟或關閉思緒、控制處理思緒流的策略，這都儲存於後設認知信念層次中。

我會以一位女性個案的案例來說明S－REF模型，這位個案剛離婚不久，因為與前夫發生衝突而前來求診。他們一直爭吵的問題包括孩子該住在哪裡、如何教養、能不能讓孩子決定要和父親或母親共度假期。孩子和爸爸在一起時，媽媽每天都想著孩子過得好不好、擔心爸爸沒有妥善照顧小孩、懷疑自己不是好媽媽，因為是她決定要離婚。這都是從心理底層不由自主浮現的想法。

她被這些想法嚇壞了。她承諾自己，每天哄小孩入睡後就要坐下來好好思索這一切問題的答案，她會仔細思考或在日記中鉅細靡遺寫下這些想法。這種反芻思考與策略計畫則是來自心理的中層策略層次。

她以為自己沒辦法控制反芻思考。因此她左思右想，渾然不知過了多久，一天花了一小時還是十小時都不知道。她也以為只要想得夠久，就能想出解答。她一一審視自己的想法，希望能藉此減緩痛苦的感受，最終也許還能讓這些思緒消散。她也希望能藉此說服自己是一位稱職的母親。這些認為自己無法控制反芻思考，而且以為反芻思考有用的後設認知信念都儲存在心理後設認知信念層次中。

## 後設認知最清楚

「舌尖現象[2]」（tip of the tongue phenomenon）是我們都有過的一種後設認知經驗，例如在玩填字遊戲要想出「綠色寶石」到底叫作什麼的時候，就會有這種感覺。我們心想：「那到底叫什麼來著？我明明知道的，就快想起來了。」我們明知自己知道答案，不過不知為何，就是想不起來。我們怎麼會知道自己知道答案呢？如果知道答案，又怎麼會想不起來？這是因為大腦（或說是後設認知）擁有其中所有知識的概覽，即便我們無法在一時之間想起來。

而中層策略層次負責決定要使用什麼策略來提取儲存在大腦中的知識。有些人會使用集中策略，也就是集中所有精力思考綠色寶石的名稱，一一翻找腦海中儲存的資料；也有人會使用比較有系統的策略，例如從頭審視字母表，一邊回想寶石名稱：是A開頭的字嗎？B開頭嗎？還是C呢？不過最好的策略經常是什麼事也不要做，擱置這個問題，等待後設認知層次自行從檔案庫中找出答案。很可能之後散步的時候會突然想起來：「是玉！綠色的寶石叫作玉！」

此處的重點在於，多數答案與解決之道不會因為反芻思考而出現，而是要等待後設認知自行找出解答。

2. 明明知道卻又想不起來的現象。

# 自我分析會害你憂鬱

許多人都搜索枯腸想要解決問題，我們以為借助思考與認知可以把答案逼出來。不過當我們想要想起某件事或應用知識時，最好的策略其實是什麼也不做。之後答案會在某個時間點自行浮現，不然就是問題根本不重要，自然而然被遺忘。

威爾斯和研究同仁發現，傷心、憂鬱症、重鬱症也是一樣的道理。假如我們把心神都花費在反芻思考上，很可能會使傷心的想法持續存在，讓心情更加惡劣。因此，最好的方法就是對這些想法置之不理，不要試圖刻意驅散這些想法，只要旁觀思緒的流動就好。

威爾斯和馬修斯確信，憂鬱症等多數心理疾病的起因不是大量不愉快的經驗或負面想法，而是認知注意症候群（cognitive attentional syndrome，簡稱CAS）。

同時，威爾斯也回答了之前提到的問題：如果心靈可以自癒，那為什麼有些人經歷生命危機後一蹶不振？關鍵就在於我們花費多少心神思考這些問題與生命危機。簡而言之：反芻思考害我們得了憂鬱症。

CAS不像傳統的症候群會包含多種症狀，其實這是一個總稱，包含四種基本策略。過度使用這些策略會加深我們的負面想法與感受，可能導致憂鬱症等心理疾病。稍後將進一步說明CAS所包含的四種策略：

- 反芻思考
- 擔憂
- 監督行為
- 不適當的因應行為（例如逃避、過度休息、嗜睡、嗜酒等）

我要澄清一點：所有人都自然且無可避免地會出現黑暗或負面的想

法，有時也會反芻思考或擔心一陣子，這再正常不過。只有長時間深陷黑暗及負面想法才有引發憂鬱症的風險。

過度使用一或多種CAS策略是心理疾病患者的共同特徵：每天耗費數小時反芻思考、持續擔憂、反覆監督自己的心情，或是透過睡眠、休息或酒精等物質來麻痺自己。每一位心理疾病患者都有上述現象，不過依疾病種類而有不同表現形式，一般來說，憂鬱症患者更常反芻思考，而焦慮症傾向過度擔心。

這代表憂鬱症患者只能怪自己嗎？如果有人經常想東想西或過度擔心，憂鬱症就是自找的嗎？不是，當然不是。心理疾病患者不該感到內疚自責，沒有人是故意要反芻思考到罹患憂鬱症的地步。每個人都有自己處理情緒與感受的方式，多數人的內建策略是在青年時期發展而出。基本上，我們透過以下兩種方式來學習因應策略：

1. 複製家長或景仰對象的策略，或是遵從這些人教導我們的策略。比方說，有些家長會告訴小孩在做出重大決定之前要「審慎思考」，像是選擇對象或主修科目。孩子就會按照字面意思實行，花費太多清醒的時光過度思考。

2. 觀察其他人對我們的行為有何反應，或是觀察哪些行為能幫助我們達到目的。比方說，如果在校因為善於分析而獲得獎勵，那在生活中其他面向也很可能會仿效這樣的模式。

在人生其他階段，我們還是可以學習新的策略，例如透過心理治療。後設認知治療能幫助我們找出不適當的因應策略，以較為正確的策略取而代之。

CAS四種不適當基本策略（後文將以「CAS反應」稱之）的初衷是解決問題，管理生命中的大小事件或取得控制權。大家都會使用這些策略，策略本身沒有害處。當我們反芻思考被開除的理由時，這種行為也叫作反省，回想自己是否哪裡做錯了；擔心孩子對自己離婚有何感受時，這也可以叫作關心；敏銳察覺自己離婚之後真實的感受，讓自己躺在沙發上休息一會，這可以叫作照顧自己。這些行為都沒有錯。

## 傷心是很正常的

負面想法和傷心情緒都是正常的，每個人都有，這並不會導致憂鬱症，沉溺於傷心想法中，試圖處置排解並長時間反芻思考才可能會發展出憂鬱症狀。要出現數項症狀並持續兩週才能做出憂鬱症的臨床診斷。比方說，假如摯親過世之後你經歷自然的哀慟狀態，那麼症狀必須要持續至少兩個月才能得出憂鬱症的診斷。

不過如果我們以為這些策略是必要的，而且不知道自己其實可以控制這些策略的使用，那就會出現問題。要判斷我們的行為屬於適當的自我分析，還是過度思考並朝憂鬱症逐步靠近，根據在於思考所花費的時間。你是一天花一小時分析自己的想法與感受，還是整整十二天都用來反芻思考、沉吟不已，兩者之間有很大的差別。

所以完全不能反芻思考、擔心、檢查自己的心情，或在心情不佳的日子多休息一會嗎？也不是這樣。我們當然會需要思考與內省，這樣才能解決問題，只是不應該醒著的每分每秒都在想這件事。

以兩個在同一間公司同時被裁員的人為例子，我們可以看出ＣＡＳ反應的差別有多大。他們都覺得裁員過程很不愉快，兩人心中都充滿負面想法與感受：「為什麼我被裁員？管理出了什麼問題？我遭到不公平的對待，我能找到新工作嗎？」雖然兩人因為自己暫時無法養家餬口而難受，不過他們的配偶都很能諒解，也願意傾聽，兩人都各自在家庭中獲得慰藉。

但不久之後，他們的行為開始出現差別。其中一人發現反芻思考會使負面情緒揮之不去，於是就下定決心戒掉這種行為。他覺得有責任為自己和家庭克服這次挫折。另一人一心尋求答案，看不到其他解決之道。反芻思考占據他的心神，製造出更多思緒：「我對自己的想法完全失去掌控了嗎？我到底怎麼了？」

我不用說你們也知道，第一人找到新工作、繼續過日子；另一人被診斷罹患憂鬱症，得服用抗憂鬱藥物。這兩人的唯一差別就在於花在反芻思考的時間。

我們來進一步檢視這四項CAS反應。

## 策略一：反芻思考

「反芻思考」指的是一再反覆想著同一件事。很有意思的是，反芻思考的英文字源是拉丁文rumen，指的是牛的其中一個胃；類似的說法還有chewing the cud，字面意思是「咀嚼反芻的食物」，同樣引伸為「反覆思考」。牛會反覆咀嚼食物兩次，以便順利消化。如果我們說某件事是food for thought（字面意義：思想的食物），代表這件事「引人深思」；我們也會說某個概念需要好好「消化」。不過「反芻思考」是一再想著同一個念頭，這會導致心情低落、失眠、無精打采、缺乏專注力、記憶衰退等憂鬱症狀，最壞的情況就是罹患憂鬱症。人們反芻思考最常見的三個理由是：

1. 我沒有意識到自己正在反芻思考；
2. 我以為自己沒辦法控制反芻思考；
3. 我以為反芻思考有用。

常見的反芻思考問題都是圍繞著「什麼」、「為什麼」、「怎麼」，例如：

- 我出了什麼問題？我要做些什麼才能擺脫憂鬱症？
- 我為什麼搞不懂？我為什麼會憂鬱？為什麼我什麼也想不起來？
- 我要怎麼修正錯誤與不足？

## 策略二：擔憂

CAS的另一個策略是擔憂。對大多數人來說，擔心是生命中很正常的一部分，和喜怒哀樂等其他情緒一樣。大大小小的事都可能使我們擔心：米布丁會不會太甜了？有沒有記得鎖門？剛拿到駕照的孩子有沒有小心開車？下一波裁員會不會輪到自己？考試會不會過？同事喜不喜歡自己？這些憂慮都是正常的，不會造成任何問題。

是當你執著於特定想法時，擔憂才會變成不恰當的心理活動。比方說，也許你在職場上看到有人在聖誕派對上偷情，或是在電視節目中看到這段劇情，於是這個想法占據你的心神，然後你開始擔心自己的配偶會在這類節慶活動上對你不忠。如果這種憂慮占據你的心神並擴大至超乎合理的程度，那你很可能會出現心悸、脈搏加快、暈眩等身體症狀。對於未來一般事物的擔心也會使身體出現同樣的狀況，比方說：「生病怎麼辦？要是上司不讓我參與工作專案怎麼辦？要是我一直沒有好轉怎麼辦？」如果一直緊抓著這樣的想法，擔心不停，就可能出現焦慮與憂鬱症的症狀。如果你曾經長時間心情低落或罹患憂鬱症，那你大概知道擔憂一直在腦海中打轉的感覺，也許你會害怕這樣的憂慮永遠不會消失。

和反芻思考不一樣的是，擔憂通常圍繞在假想的情境上，因此一般可以用「如果……怎麼辦？」來表示，比方說：

- 如果我的大腦因憂鬱症而受損怎麼辦？
- 如果我的家人對我感到厭煩、太太想和我離婚怎麼辦？
- 如果我永遠無法好轉怎麼辦？

## 策略三：監督行為

和前兩項策略一樣，偶爾關注自己的心情再正常不過了。我們都能察覺自己是否快樂、難過、沮喪或需要關照；偶爾我們難免傷心或無精打采，但過幾天一覺醒來又覺得精神回來了，心情也輕鬆許多。這都很正常。

然而，如果檢查自己的心情變成觸發長時間心情低落的開關，最糟的情況下，甚至是觸發憂鬱症的關鍵，那就算是過於關注自己的心情了。你常覺得自己的心情很糟，想要躺在沙發上一整天嗎？一天當中，你會多次注意到自己心情稍微低落或稍微開心嗎？你會不會問自己：

- 我今天過得好嗎？
- 我比平常難過嗎？
- 為什麼我會有這樣的感覺？

如果你經常心情低落或（曾經）罹患憂鬱症，那你關注自己心情的頻率大概會超過明智合理的程度。你希望透過監督自己的想法與感受，在第一時間察覺憂鬱症狀，這是一種常見的策略。也許你覺得，當感受到一陣哀傷襲來時，你可以採取正確的措施來照顧自己、放慢步調，以免情況惡化。這種策略的成果很誘人，但這會占用你面對日常生活中其他經驗與事務的時間與精神，因此引發反效果，事後你可能壓力升高或出現憂鬱症狀。

密切關注自己情緒生活的人會注意到各種細微的情緒波動。為了協助個案釐清這種監督行為，我會詢問他們：你多常監督自己的心情，還是你會置之不理、不加以分析？心情可能多變，每一天都不太一樣，這是正常的。有時候，我們起床時，心情毫無來由地就是比前一天稍差。這時候最好的辦法就是盡量什麼也不做，不要理會那些負面想法，讓情緒進行自我調節。你可以把情緒生活看作呼吸節奏，不要一直注意自己的呼吸或試圖以某種方式呼吸，此時自我調節的效果最好。

## 策略四：不適當的因應行為

第四種可能引發反效果的策略是不適當的因應行為，這包括所有用來麻痺負面想法與感受的行為。這些不適當的行為相當常見，就和過度反芻思考、擔憂、監督行為一樣，都可能造成反撲，帶來更難受的想法並使心情更加低落，甚至引發憂鬱症狀。對憂鬱症患者來說，不適當的因應機制可能惡化病情。以下我將舉例說明。

**1. 逃避或壓抑特定想法與感受**

大眾普遍堅信憂鬱症的起因是大量負面想法，假如真是如此，那逃避負面想法應該就能避免憂鬱症了吧？不過實際並不是這樣，我們越努力逃避，這些負面想法占據我們心神的機率就越高。

**2. 試圖將負面想法轉為較為正面或貼近現實的觀點**

以更正面的態度看待自己也是一個很誘人的策略，我們可能一再告訴自己：「你已經盡力了，會沒事的。」不過這個策略會耗費大量精力，引發更多思考。問題不在於負面想法，太多思緒才是問題的根本！

## 3. 因為某種想法或感受而對自己發怒

有些人會因為自己無精打采或是又倒在沙發上看電視、浪費一個晚上而對自己生氣。如果覺得關心對象不再愛自己；或是某些過去覺得有趣、刺激的活動，像是運動、參觀博物館、和朋友共享晚餐等，現在卻再也提不起勁，這些事情都可能讓某些人對自己生氣或批判自己。如果過去能為我們帶來快樂的經驗與人際關係如今卻令人意興闌珊，可想而知，我們可能會感到難過、沮喪，此外還可能對自己生氣，這會引發更多反芻思考：「我怎麼那麼醜？我為什麼沒辦法振作？我為什麼快樂不起來，是哪裡做錯了？」因無精打采、毫無生氣而自責無助於帶來正面感受，其實正好相反，這等於反覆思索、反芻思緒，因此陷入反芻思考的循環。如果你的策略是強迫自己改變想法，結果只是把原本的反芻思緒替換成別的思緒，這等於原地踏步。減少反芻思緒才是重點。

## 4. 睡眠或休息時間比平常更長

多數人憂鬱或悲傷時會比較沒有活力，因此在心情低落的日子會希望有更長時間的休息或睡眠。如果心情稍微低落，那提早上床睡覺或中午小睡一下會有幫助。某些日子多照顧自己一點是完全正常的，一點問題也沒有。但如果這種習慣持續下去，可能會演變成不當的因應機制，導致你心情更加低落，甚至引發憂鬱症狀。每天躺在沙發上好幾個小時無助於振奮心情或補充活力。對於有憂鬱症狀的人或憂鬱症患者來說，疲累、無精打采和無所事事經常一併出現。我們可能會想要透過休息或睡眠來補充精力，但這種策略反而會使情況惡化：如果休息過多，或一天睡眠超過七至九個小時，那你可能會更感疲憊、鬱悶、心情低落。

## 5. 以藥物或酒精來麻痺感受

漫長繁忙的一天結束後，晚餐來杯紅酒或下班後和同事喝瓶啤酒是不錯的放鬆活動。如果職場緊張繁忙、家人病倒或婚姻出現問題，在這種壓力高漲的時期，傍晚喝幾杯酒舒緩情緒是很常見的行為。不過我們要知道的是，這種舒緩效果只是暫時的。酒精和大麻等具有麻痺效果的物質一樣，可以讓人感覺無拘無束、開心愉悅，可是亢奮效果結束之後，反芻思緒會猛然湧現。酒精和藥物只會帶來更多負面想法和反芻思緒，害怕無法戒掉紅酒或大麻菸的擔憂製造出新的負面想法，導致惡性循環，令人感覺一切都無法掌控。另一個負面的後果是，酒精會使我們難以察覺自己其實有能力控制反芻思考，我們把控制權交給酒精與外在世界。

有些人會對酒精等具麻醉效果的物質懷抱渴望，這是所謂的「想望」（desire thinking），能暫時取代傷心或憤怒的反芻思緒。突然想來一杯冰涼的啤酒很正常，不過如果一整天朝思暮想就要小心了，因為這個念頭很可能會驅使你實際外出，喝上幾杯。想望的程度越高，最終就越有可能遭遇飲食問題、酗酒問題或憂鬱想法。

## 6. 逃避社交場合、興趣或工作

情緒高亢、快樂健康、充滿活力時，我們通常都想和親朋好友相聚，安排聚會或舉辦派對，參與工作場合、俱樂部或孩子學校的活動。但心情低落時，我們很可能會遠離人群，拒絕參與社交場合，不再從事興趣活動。當然，暫時減少社交聚會的次數是完全沒問題的，不過這種策略如果持續下去可能不太恰當。這種策略等於「尿褲子來取暖[3]」（peeing in your trousers to keep warm），並不是長久之計。一開始，不用參加朋友的生日派對或阿姨、叔叔的家庭聚會也許讓你覺得輕鬆多了，不過這種輕鬆感不會一直持續下去。逃避社交聚會只會增加你用來反芻思考的時間。推掉聚會後，你又多了可供反芻的問題：不去派對是正確的選擇嗎？你也可能想著派對上其他人的想法：他們會不會不開心？還是會八卦自己一直避不見面的事？社交孤立會引發更多反芻思考，進一步導致憂鬱症狀。推辭社交聚會的其中一個理由可能是避免看到其他人快樂的樣子，以免因此產生新的負面想法與反芻思緒。下列想法可能令人難以招架：「其他人都好開心，都比我好。我的人生沒有意義，其他人都有目標、對未來有規劃。」不過逃避絕不是上策，這只是暫時的緩兵之計，長期來看，反而會使憂鬱症狀或病情本身持續存在。如果一味逃避，也就沒機會發現自己其實有能力應付生活帶來的挑戰。如果孤立於世界之外，同時也會錯過可能為我們帶來好心情的美好經驗、遭遇、事件。而如果最終情況惡化到得向公司請假，那更是為長時間反芻思考、擔憂、監督自己的心情鋪好溫床。

## 7. 逃避思考或規畫未來

如果精神不佳、害怕事情進展不順利，那我們可能會逃避思考或規劃未來，試圖藉此擺脫負面的想法。這個策略是逃避問題而不去解決，就像鴕鳥一樣把頭埋起來，不去思考現實，假裝一切沒事。可是長期忽視問題只會

3. 溫熱的尿液可以暫時讓你感到溫暖，不過濕掉的褲子很快就會使你更覺寒冷。

使情況惡化，最後不得不面對時，只好花費更多時間反芻思考。

我將以一位女性個案的案例來說明ＣＡＳ反應，她前來就診的原因是無法對患有嚴重心理疾病與社交障礙的成年兒子站穩立場。他常常打電話給母親要錢，而這位媽媽雖然知道給錢無助於孩子自立，但還是有求必應。她一天會花好幾個小時反覆思考給錢的後果，也不斷想著自己為什麼無力拒絕兒子。這兩個問題又引發更多想法，使她陷入惡性循環，讓她覺得自己對於這些「反芻思緒」毫無掌控能力。後來她的睡眠出現問題，於是又開始「擔心」缺乏睡眠可能造成的後果。接著，她開始一直打給兒子或寫信給他，藉此監督兒子，同時也下載了一款用來「監測」睡眠時數的應用程式。如果應用程式顯示睡眠狀態不佳，她又更加擔心。這位母親的心情十分低落，因此開始減少社交活動（不恰當的因應機制）。

這眾多反芻思緒、擔憂、監測睡眠與避免社交場合的行為顯示這位女性開始出現憂鬱症狀，感到傷心、精神不振、不快樂。

個案的兒子遇到困難，這使她不快樂，而且不知道該怎麼辦才好，思考這類問題其實很正常，有問題的是，她的反芻思緒已占據大半清醒的時光。她向兒子的要求妥協，提供金錢援助的時候，她會反覆想著這個舉動是不是對自己無益，也害了兒子；而她堅定立場的時候，又會想著自己是不是沒有對兒子伸出援手。

這位女子開始後設認知療程後，她發現自己最大的問題不是沒能堅定立場，而是對這件事花費太多心思，於是她開始改善這一點。她下定決心，不論是否屈服於兒子討錢的要求，重要的是盡量不在這件事上耗費太多心神。她規定自己一天最多只能花一個小時反芻思考，這樣的限制使她恢復精力，其他症狀也有所好轉。幾週之後，她發現自己越來越能堅定拒絕兒子的要求，她不再陷於悲傷之中，也不再對自己母親的角色感到自卑。

# 後設認知信念可能延續CAS反應

不論是心情低落、出現憂鬱症狀或罹患憂鬱症，這些人身上都可以明顯觀察到以上四項CAS反應——反芻思考、擔憂、監督行為以及不適當的因應機制。短期來看，這些行為可能具有正面效果，也許可以暫時安撫當事人。比方說，徹底的反芻思考若是偶一為之，也許可以藉此釐清事情的全貌；向好朋友傾訴憂慮可以立即獲得內心平靜；早上醒來後檢查心情，發現心情稍微好了一點，這可能令人感到寬慰；避免可能觸發負面想法與感受的社交聚會也可以讓人鬆一口氣。不過這些行為的效果無法持續，多半只會助長憂鬱的陰霾。

很多長期心情低落的人和憂鬱症患者都以為一定要多加關注自己或是盡力及時發現憂鬱症的警訊。不過這種策略可能反而帶來反效果，因為過度關注內心狀態時，不免會注意到所有細微的心情起伏，因此產生自我應驗的想法及新的反芻思緒：「我為什麼心情不好？糟了，我的憂鬱症又發作了嗎？」

之前提過，後設認知治療的目標不是完全遏止反芻思考與擔憂，而是限制花在這些行為上的時間，並將注意力導向外在事物。這能讓我們重新感到開心，限縮或完全擺脫憂鬱症狀，也能避免復發型憂鬱症復發。

為了改變使憂鬱症持續下去的機制，我們得知道ＣＡＳ反應是從何而來。這有一點複雜，因為引發ＣＡＳ的是我們的後設認知信念，大腦內部控制系統所掌管的信念與假設會決定我們的行為（參見第三十六頁Ｓ－ＲＥＦ模型的後設認知信念層次）。之前簡單提過，這些信念與假設就是我們對思緒與思考模式的想法。

威爾斯和同仁經由研究發現，反芻思考頻率較高者，主要是因為他們抱持以下一或多個後設認知信念，這些信念都會助長過度反芻思考或擔憂的習慣：

## A. 無法察覺自己的反芻思緒（缺乏意識）

這項後設認知信念是關於意識。控制反芻思考的前提條件是，我們必須注意到自己陷於反芻思緒的黑洞中。許多人（尤其是傷心、心情低落或出現憂鬱症狀者）不會注意到自己在反芻思考，偶然跳脫思緒流時才發現又花了好幾個小時沉浸在自己的腦海中，負面想法像磁鐵一樣吸住他們的注意力，因此未能注意到周遭的生活與世界。

## B. 沒辦法控制反芻思考（沒有控制能力）

我們也許會注意到自己的反芻思緒，但覺得沒有能力控制。的確，我們無法控制自己的想法（想法來自S－REF模型的底層，我們無法控制想法的生成），但是可以控制或限縮花在反芻思考的時間。而限制反芻思考的第一步就是打從心底相信自己做得到，並以正確的方式來縮減反芻思考時間。

### C. 要有動機才能行動（消極）

另一個常見的錯誤認知是要先有動機或正確的心態才能行動（比方說起床或出門散步）。我們都瞭解一月灰濛濛的週一早晨留在溫暖被窩裡的吸引力有多大，有些人即便感受到被窩的吸引力，一點也不想起床上班，還是能夠起身行動；但也有些人會等待某個念頭出現，鼓舞他們爬出棉被，起身出門。如果我們相信不需要動機也能行動，就比較容易謹守既定的行程或計畫，不受想法或心情影響。

### D. 反芻思考可以找出解決方法和答案（以為有用）

第四個導致長時間反芻思考的後設認知信念是，我們以為反芻思緒對自己有益。如果我們以為反芻思考能為問題帶來答案與解決方法，那每天花數小時想來想去似乎就情有可原。很多前來求診的人都以為反芻思考能讓他們變得更有創意或更聰明，也有人認為必須透過長時間的對談或其他方法，妥善消化排解負面想法和感受，才能減輕心理負擔。因此，當我向他們說明，如果要擺脫憂鬱症，其實應該限制反芻思考時，他們顯得徬徨無措。

### E. 憂鬱症是一種生理疾病，我沒辦法控制（生物決定論）

第五個後設認知信念其實相當普遍，就是以為憂鬱症是一種生理或遺傳疾病。有些人以為自己的腦部有缺陷、缺乏神經傳導介質血清素、天生負面想法特別多、特別敏感，或是感情生活特別豐富。如果認定疾病是由大腦內部的缺陷所導致，或認為這就是自己的性格特質，那就難以認清其實自己身體健康且擁有掌控能力。減少反芻思考的過程中很重要的一點是，不要把憂鬱症歸咎於大腦問題，也不要把憂鬱症看作一種遺傳特質。

## 重拾控制能力

有些個案剛開始接受後設認知治療時，以為自己沒辦法控制反芻思考。他們以為這些想法無來由地出現，奪走自己的注意力，自己也沒辦法控制花在反芻思考的時間。也有人經常聽說憂鬱症是由腦部缺陷所導致，因此當聽聞自己的大腦功能沒有任何問題，而是反應策略出了錯時，感到相當驚訝。

如果你也是類似的狀況，我希望你繼續讀下去，嘗試後設認知治療，給你自己一個機會。你可以尋求相關協助，避免憂鬱症狀，也有眾多成功克服憂鬱症的案例。在後設認知療程中，你將依序執行五個後設認知步驟，就和本書後續將提到的四位個案一樣。我們將引導你：

1. 察覺自己的觸發思緒與反芻思緒，以便及時介入。
2. 相信自己有能力控制反芻思緒，並實際加以限制。
3. 不論反芻思緒是關於工作、個人，還是圍繞著擔心罹患憂鬱症或擔心無法克服憂鬱症，反芻思考都沒辦法為你的問題提供解答。
4. 謹守原定計畫，不受心情影響；就算缺乏動機，你還是能夠照常生活。
5. 你的想法和感受都是正常無害的，你沒有遺傳性憂鬱症。

在後設認知療程中，我們會引導個案克服這些阻礙康復的信念。個案將學習限制反芻思考，瞭解自己其實扮演重要角色，有能力預防心情低落、控制憂鬱症。

當然，假如人生碰上傷痛的事件，後設認知治療沒辦法保護你免於傷心難過。悲哀、渴望與痛苦是每個人都會碰上的經驗。不過透過治療，你將瞭解，自己其實不必過度反芻思考並學習重拾掌控。

# 第二章

# 察覺觸發思緒與反芻思緒

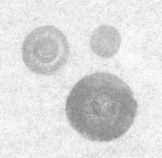

反芻思考、擔憂、監督行為以及不適當的因應機制，似乎一下子要理解好多新概念，要克服這些行為更是難上加難。要怎麼擺脫舊習慣？有可能做得到嗎？我不能保證實行起來簡單快速，我只想告訴你，這絕對是辦得到的。接下來四個章節，我將帶領你踏上後設認知療程，一步步前進。本章將說明如何察覺引發反芻思考的觸發思緒；第三章將說明如何運用後設認知治療提供的方法控制反芻思考；第四章是關於建立新信念的過程中可能碰上什麼兩難；第五章將教導你如何貫徹執行這些策略與計畫，協助你實現夢想。

大腦時時刻刻、日日夜夜不停以各種想法轟炸我們，和身體其他器官一樣，這完全是自動、持續地進行著。就像心臟跳動、腸胃消化，大腦也持續製造各種想法與畫面，內容來自我們所注意過或記憶中的所有事物。

請你問問你自己這幾個問題：

- 我昨天有多少想法？
- 這些想法現在到哪去了？

你應該答不出來，沒有人數得清自己有多少想法。思緒有自己的生命，不一定有明確的出現或消失時間，而是會與其他想法互動、交會，因此難以計算。研究人員估計人腦一天約產生三萬至七萬則想法，不過研究並沒有告訴我們這些想法跑哪裡去了，也沒有解釋我們如何選擇把注意力放在哪些想法上，又讓哪些想法消散無蹤。這個過程相當複雜。

我們可以將想法比喻成繁忙車站中的火車，車站中有眾多月臺，跨市火車、每站皆停的區間車，也許還有地下鐵往來於此。隨時都有列車正要出發，前往上百個不同目的地。每輛車都代表一則或一串想法。

假如以這個想法為例：「晚餐要煮什麼？」我們在做其他事的時候，比方說看書或用手機收信，這則想法可能突然駛進腦海中的月臺。我們可能會留意到這個想法，然後又想起其他好幾件相關的事：「冰箱裡有哪些菜？也許回家路上該買袋馬鈴薯和一些青花椰菜。」我們也可能突然想到鄰居邀請我們前去用餐，於是就不理會晚餐要煮什麼的問題，直接讓這輛車離開月臺。也許我們擱置這則關於晚餐的想法，同時把注意力轉回書本或手機，重新專注於原先查看的內容，於是這列車就停在月臺上，等我們準備好了再上車。

重點在於，我們是否意識到自己與某則想法互動的決定。如果我們沒有花心神思考某個想法，那這則想法後來會怎樣？沒有被攔住的想法可能會留在月臺上，等待我們稍後上車，或是直接駛離月臺。

大腦每天產生的三至七萬則想法多數完全無關緊要，其中只有少數會影響我們的情緒，這些想法出於某種原因，獲得我們的重視，因此抓住我們的注意力。在後設認知治療中，我們把這種想法稱為「觸發思緒」（trigger thought），這些想法會引發強烈的反應。

觸發思緒也可能觸發正面的反應，比方說，想到將和全家人到陽光明媚的希臘小島度假，或是想起灑落溫暖月光的舒適夜晚，我們就會覺得很開心。

然而如果是想到被開除、職場衝突、家庭問題，這類觸發思緒可能會引發負面反應，導致我們陷入無盡的反芻思緒中。人生困頓時，觸發思緒自然會比順遂時多。觸發思緒可能是憂鬱症狀的先兆，因此最好能及時發現。這樣一來，我們就能在觸發思緒亦步亦趨黏住我們之前，搶先刻意擱置這些想法。

但要怎麼知道成千上萬則想法中，哪些才是觸發思緒？這無法一一爬梳。觸發思緒是引發一連串聯想的第一個想法，但還沒有變成長期的反芻思緒；就像一個火車頭，而後面即將接上越來越多車廂。列車會越來越沉重，速度越來越遲緩，最終連起伏平緩的丘陵也無法越過。觸發思緒也是一樣的道理，我們花越多時間執著於這些想法，我們就越感沉重。

# 自己可以選擇目的地

學習改變腦內監督系統的第一步就是學會辨識觸發思緒，並判斷是否搭上觸發思緒的列車，還是要留在月臺上看著車子駛離。

人有各式各樣的想法，而會製造問題的想法不在少數。有些思緒是中性的，比方說關於晚餐的念頭。上午十點我想到「晚餐要煮什麼？」的時候，我大概可以很快決定要做花椰菜起司焗烤還是雞肉咖哩，或是暫時擱置這個想法，等到下午上超市時再決定。不過也有些想法比較難以旁觀並置之不理。「為什麼我總是那麼難過？」這類想法可能引發反芻思考，例如：「同事一定不喜歡我，我工作出太多錯了。我先生一定覺得我是無聊的太太，不知道他會不會對婚姻不滿。」這裡的重點是，我試圖釐清這則想法還是置之不理。雖然「為什麼我總是那麼難過？」的想法在我面前打開車門，但我不一定要上車。如果我搭上列車，開始分析這個想法，就會引發更多其他想法，就彷彿為列車接上大量車廂，拖慢速度，也拖垮心情。

或者，我們也可以將思緒想像成迴轉壽司餐廳迴轉臺上的小盤子。一盤盤壽司（想法）接連通過我們面前，你可以選擇伸手拿取或是看著壽司離去。如果你沒有拿起生魚捲，這盤壽司就會留在迴轉臺上，一會之後繞過轉角，消失在視線中。就算稍後這盤壽司又出現在你面前，你還是不須理會。這也適用於「我好難過」的想法。你可以拾起這則思緒，或是目送它離去。

即便是較為中性的想法也可能是觸發思緒，比方說「這週末要做什麼？」可能會引發其他接連而來的相關想法：「我沒有計畫，要不要問別人有什麼打算？要是沒有人有空呢？或只是客套答應我呢？我無聊、無趣又懶惰，就和現在一樣，他們的對話我都插不上嘴。所以我週末到底要做什麼？會不會和現在一樣無聊？我的人生真無趣。」想法接連出現，反芻思考一小時之後，你腦海中的念頭很可能演變成：「我的生活好空洞，我好無趣，別人和我相處一點收穫也沒有。一切都毫無希望，我真是徹底的失敗。」

這個例子顯示，一開始完全無害的想法也可能導致質疑自己存在意義的反芻思緒，而假如我們每天反覆思考這些問題數小時，這些關於存在意義的猜想可能得出令人憂鬱的結論。

☞ **以下是我在診所的做法：**

## 如何判斷反芻思考的嚴重程度

當個案希望克服憂鬱症而前來求診時，我治療的第一步是向他們說明CAS。我引導個案認識自己的CAS症狀，以便對自己身上最嚴重的CAS反應重拾掌控權。在不同個案身上，反芻思考、擔憂、監督行為及不適當因應機制的嚴重程度不一樣，因此治療的成效有賴我和個案共同評估其嚴重程度，盡量取得精準的評估結果。

對許多人來說，評估反芻思考與監督心情行為的嚴重程度似乎是一大工程。但這不是辦不到的事，我們可以透過以下方法簡單取得相對精準的概況。

我會請個案評估過去一週以來，反芻思考、試圖處理思緒、刻意避免或壓抑想法與感受的頻率，依嚴重程度由零至一百給分。

有一位女子來到我的診所，因為她發現丈夫出軌，她每天花費大量時間反覆思考他們的婚姻關係。她的丈夫極為懊悔、屢次道歉、態度誠懇，表示對太太以外的女性沒有任何感情，而且那一次出軌是天大的錯誤。這對夫妻決定繼續維持婚姻，不過太太發現自己很難再信任丈夫，腦袋中的觸發思緒不斷打轉：「他說想和我在一起是完全真心的嗎？他為什麼對我不忠？」

於是這位太太開始檢查丈夫的手機和Facebook頁面，希望只要沒有看到任何婚外情的跡象就能讓自己安心一點。她的症狀屬於不適當的因應機制，因為這種方法無法讓她安心。

她一天花六至八小時反覆想著這類念頭：「我出了什麼問題？我是差勁的太太嗎？我太易怒嗎？」她失眠、無精打采、疲倦、憂鬱。

我的個案知道自己在反芻思考，但她不知道反芻思

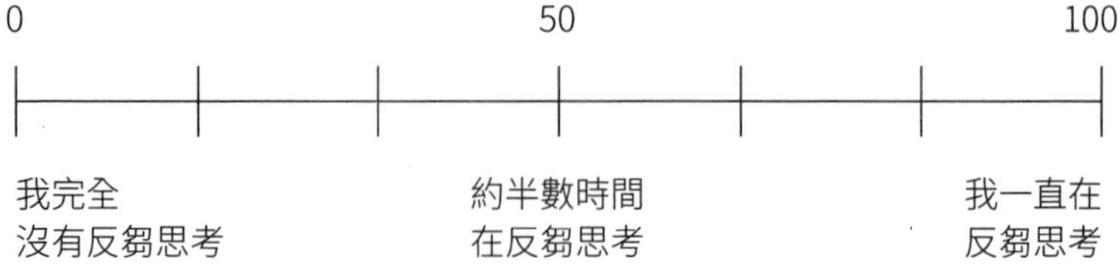

考會加深傷心的想法，反而以為這有助於找到答案，幫助她走出傷心與嫉妒的情緒。

展開後設認知治療後，她對自己的症狀有了全新的認識。她現在知道，試圖尋找解決方法與答案的行為反而使問題繼續存在。這位個案希望透過治療達到的首要目標就是改善自己的心情，而她學習限制反芻思考的時間後，憂鬱症狀就減輕了，精神也逐漸恢復，自信心提升。

本書稍後將講述娜塔查、梅特、雷夫、貝莉特的故事，他們的問題也和這位個案一樣——問題不是思緒過多或是想法過於負面，而是他們在不自覺中以這些想法折磨自己。他們沉吟、咀嚼、分析、深思、反覆思考，以至於讓思慮占據日常生活，令他們抑鬱寡歡。

## 在人生不同階段反芻思考的內容也不一樣

**孩童和年輕人**反芻思考的內容通常是母親和父親的狀態：為什麼媽媽

對這件事這麼生氣？如果我爸媽分開怎麼辦？

**青少年**沉思的內容通常是自己的身體、性、男女朋友與未來：班上有其他人超越我嗎？為什麼我是足球隊裡唯一一個沒有性經驗的隊員？上一份作業為什麼這麼低分？考試會不會及格？

**成人**的人生會遭遇更多挑戰，出現更多反芻思考的題材，財務狀況、職業生涯、同事、人際關係問題都會占據大量腦容量，引發壓力與憂鬱症狀：為什麼我對伴侶的感覺和以前不一樣了？這份工作是正確的選擇嗎？

# 每個人的觸發思緒都不一樣

各種想法都可能是觸發思緒，某個想法可能令某甲愧疚不已，但某乙可能對同一件事無動於衷；另一方面，某乙可能對某個想法焦慮異常，但某甲從沒想過這件事。觸發思緒會隨時間改變，這也是很常見的狀況。這是因為觸發思緒反映的是我們最強烈的感受，當下占據心神的想法不同，引發的情緒也不一樣，從極度愧疚、備感壓力、焦慮、易怒或躁狂都有可能。

如果有人害怕陷入憂鬱，或是容易心情低落、傷心，那麼察覺哪些想法容易觸發這些情緒會很有幫助。

**令人傷心的觸發思緒：**

「我為什麼那麼傷心？我為什麼變得麻木無覺？我為什麼變得憂鬱？

是因為離婚、父親過世還是墮胎？」

令人傷心的觸發思緒通常是負面的，而因此引發的反芻思緒會使心情更加惡劣、低落。這類觸發思緒非常危險，可能導致許多令人憂鬱的反芻思緒。

**令人憤怒的觸發思緒：**

「為什麼沒有人懂我？為什麼地方當局、我的醫生和配偶都無動於衷？大家都是白癡、自大狂，他們應該受到處罰。」

令人憤怒的觸發思緒通常具有攻擊性，伴隨報復與懲罰他人的幻想。

**令人焦慮的觸發思緒：**

「如果我永遠無法好轉怎麼辦？如果我的孩子遺傳了這種敏感情緒怎麼辦？我要是破產、被迫搬出家裡怎麼辦？」

令人焦慮的觸發思緒通常可以用「如果……怎麼辦？」來表示，這類想法可能使焦慮症發作或令當事人過度執著於避開特定情境與地點。

**令人愧疚的觸發思緒：**

「我應該要振作，當個更稱職、專心的母親。」

令人愧疚的觸發思緒通常是以「我應該……」為開頭，可能導致自尊心低落、無力感、缺乏採取行動或與他人互動的動機、試圖避免特定情境，這點和令人焦慮的觸發思緒很相似。

**令人絕望的觸發思緒：**

「我的人生毫無意義，情況不會好轉了，我幹嘛繼續活著成為家人的負擔？」

過多令人絕望的觸發思緒會使人變得被動、消極，對任何事都提不起勁。最糟的情況是，令人絕望的觸發思緒還可能引發自殺的念頭，且在少見的情況中，當事人可能實際做出企圖自殺的舉動。

**自殺相關的觸發思緒：**

「要怎麼一了百了？沒有人會想念我，真希望自己死了。」

反芻思緒出現的時間一拉長，自殺念頭就容易浮現。自殺相關的觸發思緒可能使當事者開始實際計畫自殺，有些人甚至會寫下遺書。自殺相關的反芻思緒越多，在現實生活中將念頭付諸實行的機率就越高，內容越具體也越危險。

對部分憂鬱症患者來說，自殺念頭可以帶來慰藉，他們認為可以藉此擺脫憂鬱症，因此自殺相關的反芻思緒可能取代其他憂鬱症相關的負面反芻思緒。

在此我要強調的是，如果你出現自殺的念頭，請立即尋求醫生或心理治療師的協助，光靠本書的建議無法使你痊癒。

辨識出觸發思緒後，下一步是瞭解自己每天花多少時間反芻思考。本書後續將提到的四位個案在展開後設認知治療之前，每天花在反芻思考上的時間超過六個小時。

## 觸發思緒也可能是事實

有些人對「觸發思緒」的說法感到不滿，他們覺得這樣的名稱暗指這種想法微不足道。梅特（她的故事從一三五頁開始）就對此感到困擾。她被兩位前同事霸凌，前來求診時狀況很差。她認為「觸發思緒」有一種高高在上的感覺，好像在說她根本應該對這些想法一笑置之就好。但這不是我的意思。觸發思緒可能是真實的憂慮，比方說梅特遭霸凌多年後對社交聚會的畏怯，還有雷夫（一五七頁）對死亡深層而真實的恐懼、娜塔查（九十二頁）害怕失敗。觸發思緒可能來自實際發生的事件，比方說被開除、被拋棄、生病或破產的經歷。由於這些觸發思緒是根植於事實，你可能以為自己應該緊抓著這些想法不放。

但其實即便反芻思緒是來自現實生活，持續反芻思考也不會有幫助，無法減輕被開除所帶來的不安全感、分手後的憂傷、患病的苦痛、或被傳喚至破產法院的憤怒。反芻思考無法帶來快樂、自信或洞見，更不可能幫你找到新工作、讓你恢復健康或財務穩定。反芻思考只會讓負面想法持續存在，例如：我不值得被愛、沒有人會想要雇用我。反覆思考這些想法的人難免陷入憂鬱。

我們不必一直想著某件事也能輕易知道那件事會不會使我們感到不快。當我檢視自己生命中的諸多事件時，我發現我知道有很多事是自己不會多費心神思考的，我可以對這些事情置之不理。

我知道我喜歡加很多辣椒的泰式料理，但我不敢吃氣味強烈的肝臟料理；有時候，早在選舉之前我就知道自己會投給誰或不會投給誰；我知道今天是星期幾；我知道要搭哪一班公車進城。但這些事情都不太重要。我們知道很多令人不太愉快的事物，但這些事物不會一整天占據心神。不過如果這些不愉快的事是關於個人，想法停留在腦海中的時間可能較長。我們都曾有過一事無成的感覺；有時我知道自己已經很棒了，但也有時候覺得自己舉止愚昧。可是反芻思考只會讓你更難過，那又為什麼要反覆想著這些事情？即便我確信自己的確一事無成，只要不要一再強化這樣的念頭，這種想法也會自行消失，自信心就能恢復。我的重點是，不論是事實還是其他不愉快的事，你都不必為此費神。

我們必須自己決定、控制要花多少時間、精神和注意力在反芻思考上。決定縮短時間後，我們就會體會到，即便生活艱辛，我們其實還是能夠控制反芻思緒，並藉此避免另一個問題：憂鬱。

從第一個觸發思緒出現到罹患憂鬱症是一段漫長的歷程，其間的反芻思緒多不勝數。我有許多個案一天花好幾個小時反芻思考並對此感到相當難受。長時間的反芻思考會引發憂鬱症狀，例如感到鬱悶、絕望、死氣沉沉，也常有睡眠問題。我舉這些後果並不是要嚇唬你，而是想要再次強調，瞭解自己的觸發思緒是什麼至關重要。要先熟悉自己的觸發思緒，這樣觸發思緒在日常生活中突然浮現時，你才能輕易辨識出來並決定處理方式。

下方的示意圖（阿德里安・威爾斯的後設認知模型）顯示觸發思緒導

致憂鬱症的途徑。不過請注意，觸發思緒與憂鬱症之間沒有直接的箭頭相連。引發症狀的並不是負面的觸發思緒，這些想法只會停留數秒，你花在排解處理觸發思緒的漫長時光才是導致憂鬱症狀的主因。

所以我們可能出現負面想法，但不一定會罹患憂鬱症。我們身邊大概也有人面臨實際的財務、健康或情緒問題，他們也會有負面的想法，可是卻沒有因此罹患憂鬱症。

我們許多人都有過這樣的經驗，我們很容易就有「我為什麼不夠好」的想法，但不會因此就罹患憂鬱症。

**觸發思緒** → **CAS反應** → **心情／症狀**

**觸發思緒**
- 我為什麼覺得自己不夠好？
- 我出了什麼問題？
- 我要怎麼解決問題？

**CAS反應**
- 反芻思考
- 擔憂
- 監督自己的心情
- 逃避某些場合與他人
- 用睡眠或酒精來麻痺感受

**花費時間**
- 一天數小時

**心情／症狀**
- 傷心
- 鬱悶
- 無精打采
- 絕望
- 想要獨處
- 性慾降低
- 睡眠問題

資料來源：威爾斯之AMC模型（2009）

之前提過，憂鬱症的病因是因應觸發思緒不適當的策略，如上圖所示。圖示指出，長期以CAS反應來處理觸發思緒會影響當事人的心情並引發症狀。如果早上突然冒出一個觸發思緒，而我搭上這班思緒列車，開始花費數個小時處理、分析這個想法，那到了下午，我的心情很可能已經變得非常惡劣。這樣的觸發思緒「我的人生有什麼意義？」很容易就演變成「完全沒有意義！」。關鍵就在於我們用來臆測人生中內心與外在事件的時間長短，這決定了我們只是暫時感到痛苦、傷心，還是正朝臨床憂鬱症邁進。

我再重複一次：負面想法本身不會導致憂鬱症，因此我們不必試圖把負面想法轉化為正面的態度，我們應該做的事是不要理會。

當個案前來求診時，我會先拿一張空白表格（如下頁）給他們，然後我會引導個案填入自己的觸發思緒、反應與隨之而來的症狀。我會詢問，哪些想法對他們有直接影響？哪些想法會啟動反芻思考？我也會不時拿出八十八頁的完整表格，因為個案可能不清楚自己有哪些觸發思緒以及目前採用的策略。我會請個案講述最近一次心情低落的情況，並詢問他們這些問題：「讓你心情低落的第一個想法是什麼？」這就是觸發思緒。

接著我會詢問他們如何處理這個想法：「是置之不理還是有所反應？」多數個案表示自己做出反應。我問他們一天花多少時間反覆思考觸發思緒、監督自己的心情、擔憂，或從事所謂「不適當的因應機制」，例如避開自己不喜歡的狀況、以酒精來麻痺感受等。我會將花費時間記錄在表格的中間欄位。

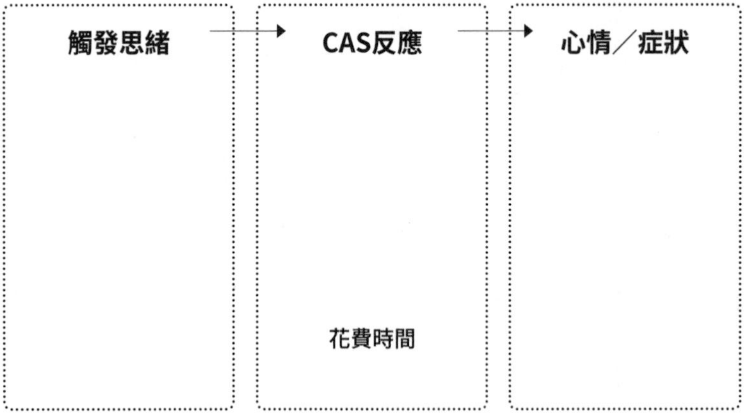

### ☞ 以下是我在診所的做法：

**察覺觸發思緒與反芻思考的時間**

在診間，我們討論的主題從思考開始。這聽起來可能有點抽象，不過這是察覺觸發思緒與反芻思緒的第一步。

比方說，我會詢問個案：「你通常是在什麼時候反芻思考？持續多久？」還有最重要的：「什麼觸發思緒會導致你開始反芻思考？」

我請個案盡量及早發現自己開始反芻思考，以免花太多時間在這項活動上。這並不容易，也許反芻思緒已經占據下班後搭車返家的整趟路途、料理餐點的時間，甚至當個案很想觀看某個電視節目時也沒辦法擺脫這些思緒，以至於節目結束後他們不太記得節目內容。他們每天花越多時間反芻思考，出現憂鬱症狀的風險就越高。

## 娜塔查

「我現在善於擱置反芻思緒並轉移注意力。」

醫生建議我接受後設認知團體治療時，我覺得很沮喪。我覺得我已經沒有力氣講述自己的問題，也不想聽別人談論他們的負面經驗。

我已經和醫生講過在學校的各種遭遇、關於教育和感受的各種困難抉擇，我也和精神科醫師談過同樣的問題，我覺得自己無法再從頭講述一遍。我知道我會因此沮喪、感覺氣力放盡。所以第一次參加團體治療時我是很不情願的。但當我和其他人坐在一起，開始團體治療後，我發現大家身上所背負的包袱是什麼其實不重要，這讓我頓時如釋重負，我發現全新的思考方式。之前我和心理治療師一起試圖組織自己的想法，以有邏輯的方式正面處理這些思緒，現在我知道自己其實能掌控要花多少心神思考，這讓我鬆了一口氣。你無法控制自己的想法，但你能控制要不要一直注意著這些事情。也就是說，我其實不必一直想著這些事。

後設認知治療讓我瞭解到，害怕的事物是否真實存在其實不重要，重要的是知道自己可以控制要花多少心神思考這些經歷與人生事件。這樣的思考方式徹底扭轉我的人生。不管經歷過什麼遭遇，我都能控制自己要怎麼處理思緒。

## 難受的青少年時期

我的症狀從小時候就開始了。我媽生重病的時候我才三歲，而我妹妹剛出生。那幾年媽媽經常進出醫院，常常不在家。那時候開始，我經常劇烈腹痛。

我在學校功課很好，不過人際相處不太順利，我常覺得其他女同學對我很冷淡。十四歲的時候，我的腹痛問題又出現了，由於醫生找不到任何生理上的原因，我被轉介給一位心理治療師，診斷出由表現焦慮引發的壓力相關憂鬱症，雖然爸爸和心理治療師一直很支持我，憂鬱症仍反覆出現。我中學的前半是狀況最糟的一段日子，那時我陷入重度憂鬱與焦慮。

我曾接受認知療法，那很有幫助，不過我太早結束療程。我開始出現幻覺和幻聽，於是我開始看精神科醫生。不過一次諮商後就停止療程，因為當時我和男友搬到新的城鎮，想要逃離這一切。一開始我的確覺得好多了，不過好景不常。

我高中輟學後修習單一學科的擴充教育（further education），同時在加油站找了份工作。一陣子之後，加油站副經理請病假，於是我接手他的工作，我發現這份工作能帶來滿滿的成就感，我勝任愉快。接受擴充教育測驗之後，我開始在師範大學讀書，半年之後我懷孕了。我和男友都很期待孩子的到來，但這也使我備感壓力，我家到學校通勤要兩個小時，另外我也花很多心力社交，因為我一直擔心其他人不喜歡我。我向醫生提起這件事，因為我擔心這種壓力會影響到胎兒。最後我因為壓力過大而請病假。

在我產假期間，醫生建議我接受後設認知治療。

一直以來，我最大的問題就是想太多。我會列清單、做計畫、反覆思考、猜東猜西。我幾乎對每一件事都想破腦筋，像是「不知道他是不是對我昨天說的話生氣了？」、「我現在的髮型好看嗎？」、「和我聊天相處的人會不會覺得我很笨？」或是「我是不是又醜又肥？」。如果我沒有看部電影或影集，藉此轉移注意力、關閉這些思緒，那幾乎清醒的時光我滿腦子都是這些事情。我也不容易放鬆或入睡，我的腦袋永遠在運轉。

## 發現意義

我在後設認知團體治療中發現問題的切入點。我一直都對自我發展、自我成長這類議題很感興趣，而我在療程中學到，過度自我分析會出問題。有些參與者對後設認知治療抱持懷疑態度，心理治療師說，我們不必相信這種治療方式，不過還是請大家試試看。我對這番話印象深刻。參加者必須暫停當時進行的其他療法，比方說正面思考、冥想或正念練習。而他們後來發現，後設認知治療很有效果。

我認為在團體治療中，我們彼此的協助發揮很大助益。不同於其他治療，我們並沒有花兩個小時談論負面的經驗，我們只用一分半向大家說明自己參與治療的原因，也就是說，療程的節奏很快。大家的問題都不一樣，但不論是飲食障礙、創傷後壓力症、憂鬱症或其他病症，其實都沒有差，大家都有觸發思緒，只是內容不一樣罷了。我很喜歡聽其他人分享。

我覺得旁觀思緒、置之不理很難，但把注意力由內心轉往外在簡單多了，所以我練習專注於手邊的事務。比方說，如果我在洗碗，然後發現自己開始反芻思考，我就會轉移注意力，比方說專注於觀察泡泡的樣子。現在我比較容易擱置思緒，也不會因為對某個想法生氣或沮喪而自責，這給了我面對某些情況的力量，在這之前，我很容易就被感覺攫住心神，現在我會轉移注意力。

在療程中我聽到一個譬喻說法，我很喜歡：「如果你緊緊按住門，想要把門關上，那就更離不開這道門。」如果你緊抓著某個想法，那就更不可能擺脫它。你只能擱置這個想法，然後走遠，走去別的地方。你不該試圖壓抑想法或趕走某些感受，只要轉移注意力就好，關注別的事物。

我有位親戚最近做了掃描，檢查有無腦瘤。醫生在掃描圖中發現異物，但無法辨別是什麼東西，只好再做一次掃描。以前，我會花很多時間想著這件事，害自己心情低落。現在當擔憂的想法出現時，我會知道自己幫不上忙。我發現我可以對想法置之不理。我不能想方設法探詢，我只能等那位親戚告訴我情況。所以現在每當那個想法又冒出來，我都不予理會，繼續過我的日子。

從我十四歲以來，這是我第一次真心相信自己已經徹底擺脫憂鬱症狀。過去狀況好時，我還是一直認為症狀復發只是時間早晚的問題，但這一次我確定自己不會再得憂鬱症了。我掌握了避免復發的正確策略。現在我一點也不擔心，這太棒了，而且只花了十二個小時的療程就達到這樣的成果。

我已經回到職場，找到加油站副經理的工作，我很開心。我必須走出門外做點事。我真的很開心能有所作為，重新展開生活。

## 娜塔查的觸發思緒導致憂鬱症的途徑

娜塔查的童年很辛苦，小時候就罹患憂鬱症和焦慮症。她的觸發思緒來自試圖為過去發生的事找出答案以及害怕失敗。這些思緒通常在傍晚、有社交行程的日子或是社交活動結束後出現。

### 觸發思緒

- 他為什麼說了某句話？
- 我的童年為什麼會發生那些事？
- 我是稱職的母親嗎？

→

### CAS反應

- 臆測
- 計畫
- 監督自己的心情
- 試圖拋開想法
- 試圖擱置想法
- 逃避令她不自在的場合

**花費時間**

- 15-18個小時

→

### 心情／症狀

- 傷心
- 疲倦
- 自尊低落
- 睡眠問題

| 娜塔查過去使用的策略<br>會引發憂鬱症狀 | 娜塔查現在使用的策略<br>能克服憂鬱症狀 |
| --- | --- |
| **思考方式：**<br>分析、擔心、和別人一起反芻思考。<br>試圖邏輯思考、預做計畫。 | **思考方式：**<br>花在反芻思考的時間縮短了，固定撥出一段時間用來反芻思考。<br>較少和他人反芻思考。<br>縮短處理負面想法的時間。 |
| **注意力重心：**<br>自己的想法和感受、計畫與控制。 | **注意力重心：**<br>當下周遭的事物。 |
| **行為：**<br>逃避各種場合。 | **行為：**<br>做決定更明快。<br>做事情不受想法與感受的影響。 |

**關於自己的想法，我發現：**

我發現自己能夠控制反芻思考與做計畫的時間，我可以決定要花多少心思。
反芻思考無法解決問題。

# 第三章

# 拾起掌控權——你做得到

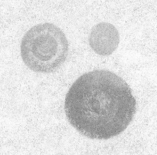

意識到自己的觸發思緒和過度思考的習慣後，你會發現自己有所選擇，因為能控制要花多少時間反覆思考觸發思緒的人就是你自己。在第一堂後設認知療程中，我會詢問個案是否知道自己控制反芻思考的能力。多數人都會搖搖頭，表示要靠一己之力控制反芻思考完全是不可能的。

我會拿出以下量表，請他們以百分比來表示自己缺乏控制的程度。如果自認完全無法控制反芻思考，那評估結果就是100%；0%則代表能完全掌控反芻思考。多數個案的評估結果介於50-100%之間，也就是偏向無法控制，只是程度稍有不同。

有些個案告訴我，他們從來沒辦法控制反芻思考；也有人說，他們已失去掌控能力。不論自覺如何，我都向他們保證，他們一直都擁有這份能力，而且可以重拾掌控

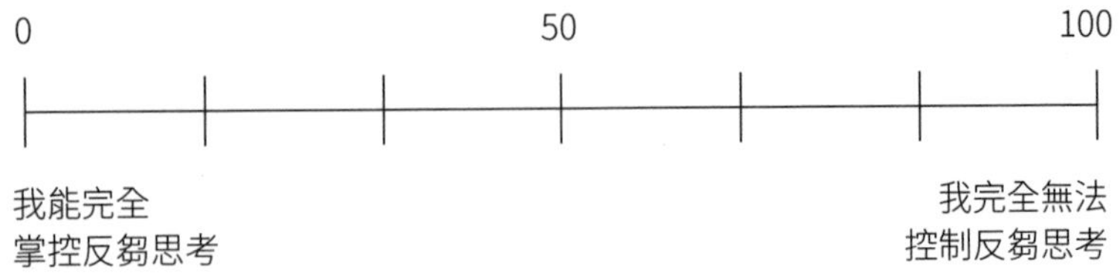

權。我運用後設認知治療引導他們重新尋回握有掌控的感覺，並提供正確的注意力技巧來控制反芻思緒（稍後將介紹這些技巧）。

展開療程，協助個案重拾掌控權時，我通常會請他們想像這個情境：你正坐在家中，執著於人生中碰到的某些問題，不知不覺，你的心情越來越糟。你反芻思考的問題接連不斷，沒過多久，腦袋就充滿黑暗負面的想法。突然門鈴響了。是一位鄰居，她家牛奶沒了，想和你借一些。你邀請她進門，打開冰箱找牛奶，同時和她閒聊天氣。在這短暫的時光中，你的注意力離開絕望的黑暗想法。那你的心情有何變化？很可能稍微好轉了吧？

雖然你自己沒有發覺，不過就在鄰居按門鈴而你起身招呼時，你跳下了那班思緒列車。鄰居的拜訪使你暫停反芻思考，甚至可能完全停下來。這不就是自制力嗎？是誰控制你的反芻思緒——是鄰居還是你自己？

鄰居在你家廚房閒聊天氣時，你當然還是可以繼續反芻思考。下次她短暫來訪借東西時，你可以試試看暫時讓心思飄離對話，有意識地開始思考話題以外的事情，我相信你能辦得到，其實我們很擅長聽令去思考某件事情。

所以說，如果你能強迫自己反芻思考，那你也可以強迫自己停止反芻思考。你可能以為是外界打斷你，所以你才停止反芻思考。不過依照邏輯來想，除了自己以外，鄰居根本沒有權力或能力控制其他人的想法。決定要放下反芻思緒的人是你，是你決定將注意力轉移到和鄰居的對話上。因此，能控制反芻思緒的人非你莫屬。

當我的個案聽到這個結論時，他們常滿臉疑惑、皺起眉頭，我會請他們回想上一次反芻思考問題或症狀是什麼時候，我問他們反芻思考持續了多久，五個小時嗎？為什麼沒有更久一點？我問他們發生了什麼事，以至於他們沒有反芻思考十小時或十五小時？問題的嚴重程度並不會影響沉思時間長短，反芻思考的人才是做決定的人。

之前提過，不要想太多、不要反芻思考才是解決過度思考的辦法。因此後設認知治療不會要你對抗或轉換想法，我們的目標是縮短反芻思考的時間。在療程中，我會介紹三種限制反芻思考的方法。這三種方法都需要當事人改變自己大腦內部的控制系統，以新的習慣與信念取代舊的。

第一種方法是A延後——設定反芻思考的時間。這個方法教導個案將反芻思考延後到自己選擇的特定時段，這段時間就叫作反芻思考時間。反芻思考時間以外時，我會建議個案使用方法B或C。

第二種方法是引導個案B控制注意力，即便觸發思緒出現也不要理會。

第三種方法是C抽離注意力，學會旁觀觸發思緒，而不要緊抓這類想法。

當觸發思緒出現時，我們必須做出選擇，如以下模型所示。

**腦海中浮現觸發思緒時，你有所選擇。**
**你的選擇是……？**

A. 反芻思考、排解處理——不過只能在特定時間進行，請將反芻思考延後到指定時間再開始

B. 將注意力轉移到周遭事物或手邊活動上

C. 置之不理（超脫正念）

# 我們一直都擁有控制權

接下來我將分別說明這三種方法。不過在介紹第一種方法之前，我想要強調的是，反芻思考最先會導致心情低落，接著提高憂鬱症狀出現的機率。

我們人生中都可能遭遇各種問題及隨之而來的負面想法，感情可能碰到問題，在課業或職場可能遭遇挫敗，家人和朋友可能令我們失望。遭遇這些事件時，我們自問：他們為什麼離開我？我明明符合資格，為什麼沒有得到那份工作？我的好朋友為什麼不想一起去度假？

不過這些負面想法通常會自行消失。一會兒之後，現實生活繼續推進，過去的經驗逐漸淡去。因此，我們可能以為外在因素（例如鄰居上門閒聊）可以控制我們的所思所想，不過事實並非如此，你的想法完全由你自己掌控。我們有能力決定要採用哪一種策略來處理觸發思緒，我們可以選擇讓負面想法的列車離開，雖然仍不可避免會對這個想法稍微感到難過或遺憾；或者也可以搭上列車，看想法會把我們帶到何方。搭車的旅程越長，心情變惡劣的風險就越高。

我們常用「鑽牛角尖」這個詞來形容過度執著於某種經驗或感受的行為。在吵架或分手之後，我們會對感情問題「鑽牛角尖」，透過重複播放「情侶專屬歌」一連數個小時，讓自己放聲大哭，把傷心的情緒發洩出來。我們會寫日記、向家人朋友傾訴，或是自行分析，藉此「發洩」或控制悲傷的情緒。不過不論多努力，這麼做通常只有反效果。我們無法透過哭泣來「發洩」情緒，反而是使感情問題持續存在，而且這種不肯放手的做法還會提高罹患憂鬱症的風險。

提供後設認知治療的這幾年，很多人問過我：「我該拿這些想法怎麼辦？排拒這些思緒嗎？」我的回答是堅決的「不」。出現想法並不是問題所在，因此壓抑想法也不是解決之道。你也不該以酒精、食物、性、藥物、自殘、超時工作或玩Words with Friends、Candy Crush這類手機遊戲來麻痺自己。你可能對轉移注意力的策略躍躍欲試，但其實也沒有用。唯一可以確定的是，只要一停止壓抑，負面想法就會像塑膠小鴨一樣浮到水面。

有些個案告訴我，他們會反覆思考某一個特定的想法，只為了避免自己陷入其他更令人難受的反芻思緒中。只要心神被日常財務、採買與打掃等事務占據，「我真的愛我丈夫嗎？」或「我到底有什麼價值？」等觸發思緒就沒有插入的餘地。我把這種策略稱為「避免反芻思緒的反芻思考」，不用多說，這當然也無法解決任何問題。事實上，長期來看，這種策略過於壓抑而容易引發憂鬱症。因此，真正的解決方法是對想法置之不理，或是如威爾斯說的：「盡可能什麼也不要做。」也就是說，盡量對想法按兵不動，你的勝算就越高。

## A. 延後——設定反芻思考的時間

當觸發思緒浮現時，搭上思緒列車遠去的想法極具吸引力，幾乎令你無法自拔。「我男朋友昨天為什麼對我說了那句話？他是什麼意思？我為什麼總覺得他對我不忠？我要怎麼重拾對他人的信任？」觸發思緒很可能來自真實存在的問題、挑戰與困境，的確需要深思才能解決。我們必須透徹想清事情的全貌，以便洞悉問題，找出最佳解答。也許老闆真的有憤怒管理的問題，令我們感到害怕、緊繃；也許我們要在期限內選定一門教育課程或職業道路然後去申請、應徵；也許配偶對我們不忠，令我們感覺失望、遭到背叛。

我們必須面對這些挑戰，我們無法完全壓抑想法，也不能控制想法出現的時機，只能限制自己思考這些事情的時間。如果較短的時間內想不到好答案，那麼每天冗長的反芻思考也無法獲得更完美的解答。我們一天花十小時想著老闆的情緒管控問題也沒辦法讓老闆心情變好；光是持續琢磨眾多選項也沒辦法選出更適合的課程；我們也無法倒轉時光，回到伴侶出軌之前。過度的反芻思考幾乎無法帶來澄明，通常只會讓你更加徬徨。

因此，我們該做的是設定反芻思考的時間，在這段有限的時間內，我們可以盡量分析自己的問題。許多人會選擇通勤途中、準備餐點時，或是哄孩子上床睡覺後的時間用來反芻思考。我建議個案選擇一段能配合自己與家人作息的有限時間，而且最好不要在睡前反芻思考。許多人會選擇晚間八點至九點。

在這段反芻思考時間內，我們可以分析想法、感受與問題，並做出必要的選擇。如果觸發思緒在八點之前浮現，那就擱置這個想法。我們當然可以意識到這個想法的存在，但我們應該練習不予理會。如果你突然發現自己已經不小心搭上觸發思緒的列車，早在八點以前就陷入反芻思考中，那麼請立刻下車，擱置反芻思緒，等到八點以後再上車。有時候我們一天要強迫自己下車好幾次，因為改變控制系統需要時間。

不一定每天都要反芻思考。如果某天覺得自己沒有心思反芻思考，那就把反芻思緒延到隔天的反芻思考時間再來處理也沒關係。

不過另一方面，如果反芻思緒太多，無法在固定的反芻思考時間內消化完畢，那也不能延長時間，只能等到隔天的反芻思考時間再處理。

## 後設認知助手會記得重要的事情

常有個案問我：「如果忘記要反芻思考的內容怎麼辦？」如果不理會觸發思緒，等到反芻思考時間才來處理，那會不會忘掉重要的想法？要不要簡單記下觸發思緒，以免想不起來？不，不用，我向個案保證不必擔心忘掉觸發思緒。因為我們的後設認知助手會幫我們記得重要的事情，而就定義來看，觸發思緒就是在情緒方面具有重要性的思緒，因此後設認知助手會在反芻思考時間自動想起這件事。

我們的後設認知相當玄妙，能夠自然而然地記得人生中的重要挑戰。如果心裡存在「我真的想要做這份工作嗎？」的問題，那麼到了八點就會自動想起來，如果到時忘了這件事，那它大概就不重要。

漸漸地，你會發現撥出固定的反芻思考時間使自己受益良多，正面的感覺越來越多、心情變好，晚上也睡得更安穩。也許你甚至會發現，多數問題都自行消解了，只有最重要的問題需要你稍加關注。有不少個案光靠限制反芻思考時間就克服了憂鬱症和鬱悶的問題。

## 我可以反芻思考多久？

許多個案問我，如果想要避免憂鬱症，那反芻思考時間的上限應該設定為多久？這很難說，很大程度上，這要看我們有多信任自己克制反芻思考的能力，對自制力的信任程度會影響痛苦的程度。不過如果我們過度信任自己克制反芻思考的能力，以為可以隨時停下來，於是放任自己花太多時間沉思，這樣一來，反芻思緒就很容易像脫韁野馬一樣拉不回來。一般來說，如果想要擺脫憂鬱症狀，我會建議將反芻思考時間設定為一天最多一個小時。即便你覺得反芻思考很有幫助，或面臨許多重要抉擇，例如：「該上哪門課？要不要接受這份工作機會？要不要結婚？我準備好生小孩了嗎？」上限也是一樣。有些重度反芻思考者會花好幾年反覆思考所有優缺點，以便做出「最佳」決定，不過其實不用花那麼多時間與心思也能獲得一樣的結論。

## ☞ 以下是我在診所的做法：

### 設定每天的反芻思考時間

接受後設認知治療的個案都有一個共通點，那就是他們原本每天都花好幾個小時反芻思考。因此治療內容包含協助他們設定反芻思考時間，目標是一天最多反芻思考一小時，而且最好設定在易於維持的時段，比方說下午接近傍晚或是晚間。

設定反芻思考時間的意義是，假如早上十點觸發思緒突然出現，那你必須告誡自己，一定要等到晚上八點才能開始分析。如果你發現自己在反芻思考時間以外不小心搭上了思緒列車，那你必須立刻下車，等到反芻思考時間再來處理這些想法。

不一定每天都要反芻思考。也就是說，如果你覺得今天的反芻思緒不重要，那就可以延後到明天再來處理。

## B. 控制注意力

許多個案都覺得自己已經失去對思考的掌控能力，他們會說：「我的思緒像脫韁野馬一樣，我不像以前那樣能控制自己的想法了。」其實，沒有人控制得了思緒列車，但我們都能決定要不要上車。只要以正確的方式使用這份控制能力（不是設法控制想法本身，而是控制處理想法的方式），那我們就會發現其實自己可以全權掌控。

要記得，想法本身不會害我們傷心憂鬱，過度反芻思考才是問題所在。有人即便感覺一切都亂了套、人生一團糟，也不會得憂鬱症，這是因為他們能控制自己的反芻思緒，就算本身並沒有察覺自己的掌控能力。善於控制反芻思緒、妥善運用掌控能力來克制反芻思考的人不容易得憂鬱症。當然，他們也有日子不順利的時候，偶爾也會感覺鬱悶，不過他們自信擁有掌控能力與退路，所以不會反芻思考過久以至於陷入憂鬱。

現在或曾經罹患憂鬱症的人也有這份能力，無異於其他人，他們的自制力和不曾罹患憂鬱症的人一樣好，他們只是不相信自己做得到。不過透過察覺觸發思緒與反芻思緒，學習延後反芻思考、轉移或抽離注意力，憂鬱症患者也可以慢慢培養出自信心。

對抗憂鬱症時，注意力訓練是後設認知治療的核心。在第一次療程中，我會向個案介紹阿德里安．威爾斯的注意力訓練技巧（attention training technique，簡稱ATT）。整個療程都會持續練習這個技巧。

注意力訓練是一種意識練習，目的是幫助我們意識到，不論當下內心有何想法或感受，也不管周遭發生什麼事，我們都能夠轉移注意力。我們可以決定要關注內心生活或外在世界，決定要不要分心同時處理多件事務，也可以決定把注意力放在這諸多事務上的時間。這項練習能幫助我們重拾對思考的控制能力。

每天執行注意力訓練的個案都表示自己的心理狀況好轉，他們越來越擅長延後反芻思考，也更容易將注意力維持在應該關注的事物上，憂鬱症狀越來越少。他們也表示發現自己即將陷入沉思時能夠成功跳脫出來，也能將注意力移開負面想法、感受、自身形象或是外在世界。

說明注意力訓練時，我會提醒個案，練習的場地應該要能夠同時聽到各種不同聲音。個案可以保持雙眼張開，而且不必「放空」。當負面想法、回憶或感受跑進腦海中時，只要旁觀，彷彿那只是一個聲音——眾多外界雜音的其中之一，不必試圖將想法推開或是刻意移開注意力，可以讓內心想法播放一會兒，想法可能停留一段時間、出現變化，或是再度消失。如果心思被想法拉走，那就重新把注意力放到其他外界的聲音上，一次專注於一種聲音。

如果個案在進行注意力訓練時出現焦躁的感受或想法，他們可以意識到這種感受、想法的存在，不過仍應繼續練習而不要理會。

我通常會詢問個案，在第一次訓練之前以及訓練

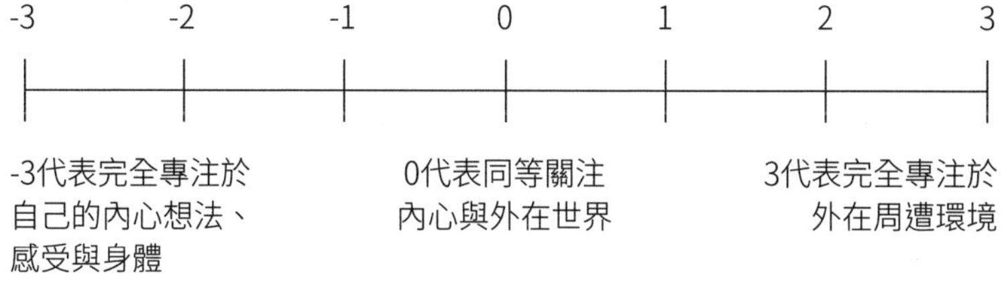

完畢之後，他們的注意力主要放在內心還是外在事物上。

如果練習得當，個案的自評通常會往外在環境的方向前進兩格。正念和靜觀通常會使注意力轉往內心，但注意力訓練希望關注的是外在事物。注意力訓練不須持續太久就能獲得長久的成效，對有憂鬱症狀的個案一樣有用。

為了快速獲得最佳成效，我會建議一天練習兩次。每天練習的時間不必一樣，不過許多人覺得在固定時間練習比較容易維持下去。此外，我想提醒讀者，要對自己有耐心，每個人的表現可能不太一樣。

## ☞ 以下是我在診所的做法：

### 以聲音輔助注意力訓練

在診所中進行後設認知治療時，每次療程結束前十分鐘我們都會進行注意力訓練。這項練習能協助個案發現自己有能力選擇注意力焦點所在、快速變換關注的事物，並分心注意多個事物。訓練之初，我會同時播放多種不同聲音（至少三種，但越多越好）。有些人會覺得這項練習很困難，那我會請他們先注意兩種聲音就好，然後再慢慢加入更多聲音。

通常我會利用治療場所的聲音，例如交通噪音、鳥叫聲、人的談話聲、冰箱或電腦的低鳴聲、電視、無線電等。此外，我也盡量讓聲音從不同地方傳出：有些距離很近，有些比較遠；有些來自左邊，有些來自右邊。我們一起辨識出這些聲音後，就開始練習注意這些聲音，訓練總長約十分鐘，並分為三個部分。

1. 首先，我們先花四分鐘選擇性地注意不同的聲音。我會先請個案全神注意一種聲音，比方說路上的車聲，心無旁騖地傾聽這個聲音，維持十秒鐘，忽略其他所有聲音。接著換成專注於另一種聲音，比方說洗碗機的聲音，同樣維持十秒鐘並忽略其他聲音。依此類推繼續練習，每種聲音專注十秒鐘，共練習四分鐘。
2. 接下來四分鐘，我會請個案加快變換專注目標的速度，每種聲音只專注傾聽二至四秒鐘。
3. 到了練習的最後兩分鐘，我會請個案進行「分心練習」。也就是分散注意力，同時關注所有聲音。

在此階段，有些個案已經準備好接受更困難的挑戰。我會建議這些個案在每次訓練時都加入更難辨識的新聲音，比方說混合不同音高的聲音。也可以用手機錄下觸發思緒，與其他聲音一同循環播放，練習專注於其他聲音，藉此抽離觸發思緒。（iPhone手機用的應用程式叫作「Voice Loop」，

Android手機則用「LoopStation」。）

個案在診間時常覺得很難專注在聲音上，因為此時他們對觸發思緒較為敏感，因此覺得觸發思緒的聲音比其他外界聲音還大。出現這種情況時，我會用另一項小練習來說明我們對注意力的控制能力，這叫作窗玻璃練習。我會和個案一同站在診間的窗戶前，請他們用白板筆在玻璃上寫下自己的觸發思緒，例如：「我出了什麼問題？」、「我擔心同事不喜歡我」、「我為什麼那麼傷心？」

我請他們把目光焦點放在觸發思緒上，同時請他們留意，在墨跡之後，他們其實可以看到藍天或對街的房子，不過背景的事物不如字跡那麼清晰。接著，我請他們變換焦距，對焦於字跡之後的景物。也許他們會開始注意到屋前的樹、街上的車子，或是對街房子窗戶的細節。這時個案會發現，觸發思緒變得比較不明顯了，雖然仍然存在、沒有消失，不過個案現在能看穿觸發思緒，專注於別的事物，於是他們瞭解自己能控制注意力的焦點。

個案練習時常見的缺失：

1. 試圖忽略特定聲音，過度專注於其他聲音。我會先和個案一起列出之後要專注傾聽的聲音，但有些人會希望隨時都能聽到所有聲音，包括沒有列在清單中的聲音。於是他們可能發現某些聲音在不經意中逐漸消失在背景中，不過練習的目標本來就不是聽到所有聲音，練習的目標是專注於一種聲音就好。

2. 練習時同時想要控制想法與感受。如果個案在練習中開始試圖控制自己的想法或感受，那就該停下來，重新開始。

3. 注意力被負面想法與挫敗拉走。許多個案告訴我，他們會在練習時感到煩躁或對某些聲音不耐。因為有些聲音很微弱，或是太多聲音聽起來都太相似，因而感到挫敗。但這是正常的，這項練習的目的就是學習對負面、令人受挫的聲音及想法收放注意力——先專注於外在聲音或內心想法，然後再把注意力收回來。

4. 在日常活動（例如洗碗、採買等家事）的同時消極練習技巧。個案應該用日常活動以外的時間專心進行這項訓練。

5. 在訓練中睡著或試圖藉訓練安撫自己。訓練的目標是有意識地改變注意力的焦點，不是放鬆。

## C. 留神但不執著

反芻思考的相反就是威爾斯和馬修斯所謂的「超脫正念」（detached mindfulness）。在這種狀態中，我們只是旁觀自己的思緒流，比方說睡著之前的那幾分鐘。我們不對這些思緒做任何動作——就只是觀察。所以說，反芻思考的相反並不是放空，也不是想比較少或只有平靜的想法。我們一天的思緒多達七萬則，我們無法限縮思緒的數量，但可以避免有任何互動。許多人會覺得不對思緒做任何事很困難，有一項練習可以幫助我們達到這個狀態，叫作老虎練習（tiger exercise）。

首先，你要想像一隻老虎，鉅細靡遺地想像牠的外貌，彷彿老虎就在你面前。當你全心全意想著老虎，這個意象就占去其他思緒的空間。接著，放開掌控；旁觀這隻老虎，看會發生什麼事。也許老虎會留在原地，也許會走來走去，或者完全消失。不論如何，你都可以放開對思緒的掌控，放任它自由發展。只要你沒有試圖讓老虎消失或留在原地，你會看到牠自在地活動。

這個練習顯示，只要我們旁觀、不干預，思緒可以擁有自己的生命，想像出來的老虎是這樣，「我夠不夠好？」這類想法也是。

這可能聽起來很困難，但我保證，所有人都能做到「超脫正念」。對我們多數人來說，這代表我們大多數時候都能不執著於自己的想法。回想你幾天前的思緒，比方說禮拜二好了，你還記得當時的想法嗎？晚餐要吃什麼的想法後來跑哪裡去了？

如果你潛入自己的思緒流中，會發現你每天的上千則思緒多半只像迴轉臺上的壽司一樣出現又消失。誰來決定某條思緒重不重要？是想法自己決定的嗎？不是，當然不是。思緒沒有意識，他們不會知道自己是不是重要的觸發思緒。「電視節目可能令人心煩意亂」的想法不知道自己的重要性比不上「我擔心會孤單終老」，做判斷的是我們，我們是自己大腦的主宰，可以控制自己執著於什麼樣的想法。

再看一眼面前的壽司迴轉臺，鮭魚細卷、酪梨卷、炸蝦緩緩移動到我們面前……我們能不能選擇伸手拿取什麼食物，或看著什麼料理緩緩離去？當然可以，思緒流也是一樣的道理。思緒來來去去，有時同樣的想法會出現很多次。我們可以選擇旁觀，讓迴轉臺送走這些想法。

越常練習，我們就越有自思緒超脫而出的經驗；經驗越多，我們就對控制反芻思考的能力越有自信。

☞ 以下是我在診所的做法：

## 如何精進旁觀的技巧

在診所中，我會請客戶做一次觀察思緒的練習。我會請他們安坐下來，然後不要對浮現於腦海中的思緒採取任何動作，不要執著於任何想法，我請他們只要旁觀這些想法就好。他們可能會發現思緒倏忽即逝，或是思緒流中出現停頓與間隔，或是思緒擁有自己的生命力。出現「為什麼我沒有任何想法？」或是「這種練習好無聊」都是常見的現象。你也很可能會出現和練習毫無關聯的想法，像是「我晚上要做什麼？」、「為什麼老闆昨天對我的工作沒有表示任何意見？」、「我要怎麼整理公寓？」等等。

思緒流飄忽而去，想法更迭交替，只要你不要緊抓某個想法不放，就可以乘著思緒流奔馳。

做這項練習時，你的注意力可能飄忽不定——前一分鐘你還專注於桌上的咖啡，下一刻你又專心聆聽街上的車聲。這種現象再正常不過。

我向個案介紹這項練習的另一個版本，也就是練習變換以下這兩種狀態：反芻思考困擾自己的問題以及旁觀這些問題。進行方式如下：

1. 首先，個案滿腦想著各種觸發思緒，一頭栽進使他們感受最強烈的想法中，維持兩分鐘。
2. 然後我會請他們放下所有觸發思緒，接下來兩分鐘只要旁觀這些想法就好。個案應避免深入思考任何一則思緒，不要理會任何想法。

我陪同個案進行這項練習時，我會請他們在反芻思考與超脫正念這兩種狀態間變換好幾次；就好像一再上車又下車。練習結束後，我詢問個案注意到什麼現象，是否感受到反芻思考與超脫狀態間的差異。

多數個案都表示兩者之間差異很大，反覆思考觸發思緒的那兩分鐘，他們越想越深，越來越難過、緊張，感覺胃部糾結。不過在練習超脫正念的那兩分鐘，難受與焦慮感都減輕了。

## 每個人都能學會抽離注意力

常有個案問我：「我怎麼知道自己能不能學會放下思緒？如果做錯了怎麼辦？」

如果你原本就習慣大量反芻思考，那麼你很可能會開始反覆沉吟本書提供的資訊，猜想自己到底能不能成功減少反芻思考，你可能會想：「如果我沒辦法對想法置之不理該怎麼辦？」

診所安排的後設認知治療團體中，總會有人在療程之初反覆想著自己會不會是治療幫不上忙的那些少數人，參與團體治療會不會仍無法擺脫悲傷與憂鬱症，他們會想：「如果我沒辦法在六次團體療程內學會這個方法怎麼辦？如果我已經無可救藥怎麼辦？其他人會不會都學得比我快？」如果個案開始反覆思考能不能成功減少反芻思緒，這只有一個解決方法——請他們對自己說：「現在我只能擱置想法，如果到了今晚八點，想法仍然縈繞不去，那到時候我可以開始反芻思考。不過在那之前，我只能旁觀。」

☞ 以下是我在診所的做法：

## 如何逐漸縮短反芻思考的時間並增加超脫正念

偶爾會有重度反芻思考者前來求診，他們已習於花費大部分清醒的時光沉吟所有困擾自己的大小事，減少反芻思考對他們來說尤其困難。要把反芻思考時間從十五小時縮短成一小時似乎是難如登天，因此我會建議他們逐步減少反芻思考，同時慢慢增加超脫正念的練習時間。

首先，我們彼此協議把最終目標設為一天只反芻思考一到兩小時。我們也約定，即便覺得很困難，或是有時候回復到一天反芻思考好幾個小時，也不要對自己生氣，只要耐心從頭來過就好，改掉老習慣本來就需要時間。我通常會請個案回憶當初學騎腳踏車的情況，一開始大概也是搖搖晃晃，摔倒很多次才逐漸學會。

接著我會介紹一個「六日模型」，協助個案逐漸減少反芻思考並增加超脫正念。以下是六日模型的一個例子：

第一天：

個案決定在晚上八點至九點間練習超脫正念，這段時間內，他們要練習旁觀思緒來來去去，不能搭上思緒列車，不能反芻思考。

第二天：

今天練習超脫正念的時間延長為晚上七點至九點。

第三天：

練習時間延長為晚上六點至九點，共三小時。

第四天：

下午五點至晚上九點都要練習超脫正念。

第五天：

今天練習超脫正念的時間是下午四點至晚上九點。這個階段難度提升，個案通常會在同一階段停留好幾天，之後才能進展到下一個階段並延長超脫正念的時間。

第六天：

現在個案已將超脫正念的練習時間延長為一天連續六個小時。

我會輔導個案進行模型的前六天，之後個案須自行進一步延長練習時間，最終將反芻思考時間縮短為一天最多兩小時。

每個人都能學會控制自己要不要搭上思緒列車，有些人花一天就能學會，也有些人需要較長的時間。

隨著我們越來越擅長察覺觸發思緒、意識到反芻思緒、縮短反芻思考的時間、超脫內心想法、關注身外世界，我們就越來越能控制自己的反芻思緒，對自制力也更有自信。

在此過程中的種種經驗能強化我們對自制能力的自信，而自信能創造出良性循環。

因此我們不必擔心還剩下多少觸發思緒，生活會持續自動地生成觸發思緒供我們練習。每當我們面臨挑戰或失落，能讓我們練習的觸發思緒就會隨之出現。

自知能夠控制反芻思緒後，我們就能進一步挑戰自己，嘗試過去因害怕令人難受的觸發思緒出現而盡量避免的情境，比方說和伴侶或朋友談論棘手的話題、挺身向同事或家庭成員表達反對立場，或向上司要求加薪等。如果我們害怕與朋友談論棘手的話題，可能是因為我們還不相信自己有辦法處理隨之而來的難受想法。但我們其實做得到！我們有了克制反芻思考的經驗，因此不論出現什麼想法及感受，我們都比以前更堅強了。

個案透過後設認知治療練習控制反芻思考後，我會再次拿出之前使用過的量表並詢問他們：「現在你認為自己無法掌控、限制反芻思考的程度為何？」

回答0%代表能完全掌控反芻思考；100%則代表完全無法控制反芻思考。

隨著療程進行，幾乎所有個案都開始相信自己能夠控制反芻思考。透過練習延後反芻思考、注意力訓練與超脫正念，幾週下來，他們對自己控制反芻思考的能力越來越有自信，因此往量表的左端移動。他們發現自己越來越能遏止助長鬱悶與憂鬱症的心理活動。

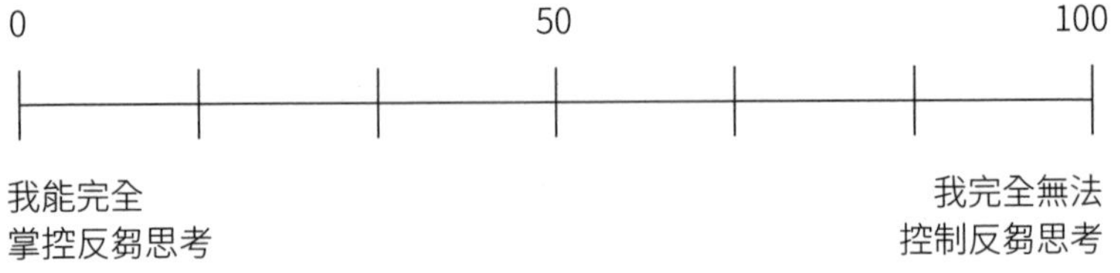

## 梅特

「以前我的腦袋充斥反芻思緒——日夜不停。」

二〇〇三年一月，聖誕假期結束後開工的第一天，我坐在車裡，準備開車上班。不過那時，我突然覺得很不舒服，沒辦法正常呼吸，一切事物都在我眼前閃爍，所有聲音似乎都奇異地離我好遠好遠。三個小時後我抵達公司，不過我說不出到底是怎麼到達公司的。

我把自己關在辦公室裡，希望沒有人要找我或問我任何事情。我沒辦法清楚思考。

那天回到家後，我徹底崩潰了。之後兩個月，我幾乎每天以淚洗面，我再也沒有回去上班。車上那次事件（我後來才知道那是焦慮症發作）之前的一年，我一直有睡眠問題。

我任職的機構專門幫助有特殊需求的人，這份工作很有挑戰性，每天都有眾多重大問題需要快速回應。

因此我很難畫清公私之間的界線，我很難要求片刻安寧，讓我好好把事情處理完，我沒辦法說：「對不起，我現在沒時間和你說話，請你等個幾天。」我每週工作四十至五十小時，此外還要加上兩小時的通勤時間，所以我工時很長。

焦慮症發作的後續很難熬，我沒辦法靜下來好好休息，注意力也無法集中做任何事，我只是呆坐著。頭兩個月，我每天最多睡一小時，我覺得自己要「發瘋」了。我有過自殺的念頭，總是覺得緊繃、憂鬱。

我對於沒辦法控制自己的身體感到很害怕。我只能坐著，身體不願意起身；或是即便我躺下來，身體還是不願意入睡。我真的不知道到底發生什麼事。那時候普遍還不太瞭解壓力是什麼，我不知道自己的身體為什麼會有這麼劇烈的反應。比方說，我的手臂時常劇痛，我覺得血液彷彿很濃稠遲滯；我也有嚴重的記憶喪失問題，我記不起別人的名字或某些字詞。我現在知道這些都是壓力導致的症狀。

## 與心理師暢談

醫生建議我服藥，但我不想吃藥，所以我和心理師約診諮商。

我們討論的主要是壓力，談論到壓力的來源與避免方式。我們也談到工作、工作對我的影響以及怎麼樣的日常生活才會對我有益。我們也談到自殺念頭，因為我非常害怕這樣的想法再次出現。

我很慶幸看了心理師，我相信如果沒和她談過，我很可能會自我了結，可以說諮商救了我一命。但這並沒有讓我再次快樂起來，我的生活品質仍然很差，因壓力而出現的問題（包括記憶喪失）並沒有消失。我記憶力恢復的速度很慢，而且一旦壓力稍微大一些，記憶力馬上又衰退了。

我也開始上減壓課程，講師教我們不要有壓力，但這要怎麼做？我不覺得自己有壓力，因為我沒有工作了，我也不是在家忙東忙西的人，我只有做做家事而已。

我請了一年病假。離開前一份工作後，我向地方政府報到，在某間辦事處接受工作適性測驗。

情況稍微好轉，日子還算可以忍受。但我還是很常流淚（我會在洗澡時痛哭失聲），睡眠作息也完全亂掉。我在自己床上睡不著，身邊有人也無法入睡，所以幾乎每晚都在沙發上度過。

## 憂鬱症的康復與復發

這之後的幾年，我的心理健康與日常生活品質波動很大。有些時候我還算正常。後來有公司挖角我，給我一份彈性工作，我很高興也很榮幸得到這份工作。不過有時候，自殺的念頭又會出現，還好藥物治療有效，因為我對另一種治療方式更沒好感：入住精神病院。

藥物似乎立刻就發揮效果，因為我的自殺念頭消失了。所以我也不再去看心理治療師，我開始了那份彈性工作。

不過開始上班的頭幾天，事情不如我預期那麼順利。我覺得我總被兩位女性同仁挑毛病，她們把我排除在所有社交活動之外。我下午下班回家後會一直想著她們兩人白天所說的話以及所作所為的背後原因。我對自己感到惱火，我討厭自己變成這種古怪緊繃、沒辦法正常生活的人。我害怕霸凌永無止盡，我也擔心這是我自己的錯。我覺得自己應該要能振作。

我試圖控制自己的想法，想要說服自己「這只是我在亂想」。我問自己：「你確定不是自己誤會了嗎？」或是「不要理她們就好了。」

不過雖然我企圖振作，我的心理狀態仍舊持續惡化。每天下午回到家後，我會爬到沙發上，回想白天是否做錯什麼事、說錯什麼話或是表現不好之類的。第一次憂鬱症之後我建立起的社交生活再次崩塌，而我責怪自己再次搞砸。

因為那時我已經沒有在看心理師，不然就能有人告訴我情況的確很糟，不是只是我在胡思亂想，我自己無法察覺哪裡出了問題。我很封閉，花好多時間想來想去。我嘗試停藥好幾次，不過每次都覺得更糟，不得不再開始服藥。有一天上班時，我把自己鎖在廁所，徹底崩潰。憂鬱症正式再次發作。

無盡的想法與夢魘占據我全部的生活。我增加服藥量，也再次開始看心理師，這給了我許多職場狀況的全新觀點，是我之前所忽略的。我對於部分負面經驗有比較透徹的瞭解，不過思考這些事情並沒有讓我的心理狀態好轉。每次狀況惡化時，我又會開始想，被霸凌是不是我的錯。與心理師諮商的那一個小時與之後幾天我通常會覺得稍微好轉，不過情況很快又會開始惡化。

## 我的後設認知治療之旅

某一天，我在Facebook上發現一個社團，成員所描述的霸凌、噩夢與瞬間恐怖經驗再現（flashback）和我的狀況十分相似。我也是在這裡讀到後設認知治療的資訊，我很有興趣，於是開始參加密集的後設認知團體療程。

在第一次團體療程中，我很驚訝居然完全不必談起自己的負面經驗，只要談論自己的想法，這和我接受過的其他治療很不一樣。在療程中，我瞭解到，我並不像其他人所說的那樣，我沒有特別敏感。我只是過於關注自己的內心，把所有注意力都放在自己身上，時時刻刻想著我擔心害怕的威脅。我瞭解到，我自己可以選擇把注意力放在外在而非內心世界，我也學習所謂的超脫——與自己和想法保持距離。

第一次團體療程結束後，我比較能夠活在當下，我好久沒有這樣了。反芻思考的時間縮短了，突然我不再像以前那麼疲憊，我又開始可以正常睡眠了。結束三個小時的療程回到家後就發現這樣的效果，你一定會想：「不可能吧？」不過這是真的！

不要在觸發思緒列車一到站就立刻跳上車，我發現這個方法令我尤其受用。我排定一段有限的時間用來擔心，當負面的觸發思緒出現時，我得等到指定時間才能開始處理。於是我把反芻思考時間設在傍晚，這段時間我可以盡情擔心這擔心那。不過到了指定時間時，很奇怪的是，居然沒有令人擔心的念頭出現。在這之前，如果有會議或社交場合，早在一個禮拜前我就會開始反芻思考，我會忍不住想東想西、胡亂猜測，沒有任何建設性，就只是胡思亂想。而現在我有了行動計畫，規範了反芻思考的時間，其餘時間我的心神是自由的。並不是從此觸發思緒就消失無蹤，這些想法還是會出現，只是我不必再費神處理，這讓我如釋重負。和其他人相處的時候我也運用了同樣的技巧，我不會再一直想著對方對我的看法，我得等到指定時間再來思考。

對我來說，最棒的改變是，我又重新感覺握有掌控，重拾對自己身體與想法的掌控權。

失控的感覺很令人難受，尤其是極度憂鬱、想自殺的時候，那糟透了。所以，發現自己只要專注於其他事物就能讓心情好轉，這感覺棒極了。我不再需要依賴醫生或心理師，這很有正面積極的意義。我想要為自己的人生負責，只是我之前不知道該怎麼做。我每天都採用關注外在世界的策略，感覺就像我已經重新奪回自己的人生。

我現在已經停掉所有藥物了，我也知道這次和之前不一樣。我現在知道憂鬱症的肇因，而我自己可以控制不再復發。

## 梅特的觸發思緒導致憂鬱症的途徑

梅特是職場霸凌的受害者，因此罹患憂鬱症並感受龐大的壓力與社交焦慮。她的觸發思緒來自對於自己的負面想法以及對他人觀感的擔憂，與他人相處時最容易出現觸發思緒。梅特整天擔心不已，晚上尤其嚴重，這導致不易入睡、噩夢與自尊低落。

**觸發思緒**

- 其他人怎麼想？
- 我為什麼沒辦法振作？
- 我為什麼這麼緊繃？

→

**CAS反應**

- 反覆思考
- 試圖正面思考
- 逃避社交場合
- 被動消極

**花費時間**

- 整天

→

**心情／症狀**

- 憂鬱
- 自尊低落
- 以淚洗面
- 專注力問題
- 疲倦
- 睡眠問題
- 噩夢

| 梅特過去使用的策略<br>會引發憂鬱症狀 | 梅特現在使用的策略<br>能克服憂鬱症狀 |
| --- | --- |
| **思考方式：**<br>關於人際互動，我總是想太多，也一直擔心過去、現在、未來的種種。 | **思考方式：**<br>我把固定的反芻思考時間設定為每天傍晚五點，不過其實我通常不需要反芻思考。 |
| **注意力重心：**<br>我過去的重心是一切想得到的負面事情，像是其他人對我的舉止態度，我也擔心和他人相比夠不夠優秀，我也很害怕孤獨。<br>我時常分析過去發生的事件。 | **注意力重心：**<br>我把注意力放在當下與我所喜愛的事情上，專心享受生活。 |
| **行為：**<br>為了避免陷入擔憂或是與其他人發生衝突，我很少參與社交活動。我孤立自己，而且時常感到疲倦。 | **行為：**<br>我比以前更有活力，對事物也有更清晰的認知。我睡得更安穩了，化解衝突的能力進步，自尊也提升。我重新展開生活。 |

**關於自己的想法，我發現：**

我發現我自己能決定要想什麼以及想多久，我瞭解到是過度思考害我生病。

# 第四章

# 反芻思考（只）是習慣

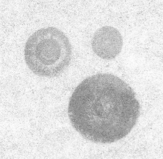

成長過程中，我們學習以智識分析問題，學習做決定前審慎思考。因此，我們可能以為反芻思考很有益處。的確，分析思考是實用的技巧，處理人際關係或是面對挑戰時，我們都要能從數個角度審視權衡。不過分析每一個枝微末節問題的習慣可能阻撓我們實際採取行動，尤其是在處理人生情緒困境的時候。到頭來，分析可能占據大半生活，使我們心情低落、引發憂鬱症狀。

本章我想要向大量分析而且已經開始對此感到困擾的人提出一個問題：「你的反芻思緒有什麼用？」我會以下列量表詢問來到診所的個案，他們的反芻思緒對於解答心中疑問或對人生問題、憂鬱症狀有多大幫助。

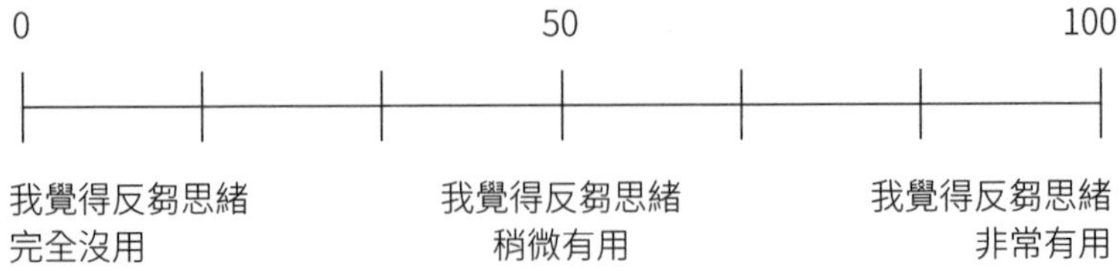


我的臨床經驗顯示，反芻思緒沒有實用價值，而且經常還會助長憂鬱症狀。如果你為了這些想法過度耗費

心神，那很可能會與思緒糾纏不清，無法分心做其他事。阿德里安．威爾斯提出的問題正好能呈現這個困境：「如果你緊緊按住門，那又怎麼能離開這道門？」另一方面，限制反芻思考的益處顯而易見：發現更多生命樂趣、自尊提升、使大腦正常運作、發揮更多創意。

有些個案不認為反芻思考有問題，這可能導致憂鬱症狀。他們以為反芻思考是解決問題或反省的方法，因此對他們來說，縮短反芻思考的時間就能提振心情這件事相當違反直覺。不過我請這些個案嘗試看看，縮短反芻思考時間並維持四週，就好像放個長假。四週之後，如果他們想要，可以再恢復長時間反芻思考。不過多數人縮短反芻思考時間後都獲得正面效益，嘗試過沒有反芻思考的生活後，他們不想要回到以前那樣了。

許多人都深信反芻思考能通往解決方法，後續段落我將探討幾個個案擁護反芻思考的常見論點。

**「專注思考問題能幫助我戰勝憂鬱症。」**

我經常遇到這樣的個案，他們為了擺脫憂鬱症狀，考慮實行或實際嘗試過各種療法與自助方法，不過情況不僅毫無改善，這種對於解決問題的執著反而使症狀持續存在，因為他們花費大量時間試圖緩解憂鬱症，因此越想越多。許多人採用替代療法來治療憂鬱症，例如禱告、閉關、寫作療法、瑜伽、氣功或正念靜觀。不過雖然這些活動有益健康並能提振心情，不過並沒有充足證據顯示這些行為具有克服鬱悶與憂鬱的長遠效益。同樣的，結合多種治療方式的「多合一療法」，其效果也不如單純的後設認知治療。

**「自我批評能減少錯誤。」**

有些個案認為自我批評能讓自己成長，他們會自問：「為什麼我做事情總是會出差錯呢？」他們認為心理上的自我打擊能讓自己更為機警，藉此避免失敗、減少失誤。不過這不是處理問題的正確方法。不論我們對自己犯錯感到多麼自責，未來仍可能犯下錯誤。人生必然會出錯，反覆思考過去的錯誤也無助於減少未來失誤。

## 「反芻思考能幫助我度過糟糕的時期。」

對某些人來說，反芻思考能提供某種保護，防止他們感到失望、挫折或鬱悶。這些人反芻思考，以至於深陷憂鬱，他們自認一文不值，因此情況不可能再變得更糟。在這人生低谷的底端，他們覺得人生毫無意義，因此就算有人出聲批評或指出缺失，他們也不會感到難過，因為他們早就跌到谷底了。這種心態傷害很大。即便反芻思考能防止自己感到失落，卻會將我們的精神、好心情、自尊與生活品質消耗殆盡。

## 「反芻思考能協助我做出更好的選擇。」

需要做出重要決定的時候，我們常會反覆思考各種選項的優缺點，而重度反芻思考者可能花費數年權衡利弊才終於做出決定。不過事實上，長時間反芻思考所做出的決定通常也不會比較好，反而只是浪費更多時間使自己憂鬱、困惑。

## 「反芻思考能帶來創意與新想法。」

最近有一位藝術家前來求診，他心思細膩，以為必須借助大量反芻思考才能汲取創意，因此他整天幾乎都在忖度愛、政治、社會的結構與挑戰等問題。他很享受過度思考的過程，甚至認為這是他個性與身分的一部分。

不過有一個問題，反芻思考雖然令他開心、充滿幹勁，但同時也使他緊繃、憂鬱。

這位個案現在面臨兩難：他該維持每日八至十二小時的反芻思考，以便保有創造力（個案相信有這種效果）；還是該縮短思考時間，藉此減緩憂鬱症狀？這位藝術家認為要維持創造力，他必須「以憂鬱症為代價」。真的是這樣嗎？

我們討論其他能激發創意但縮短反芻思考時間的做法，我們協議與其每天花十二個小時進行創意反芻思考，現在改為兩個小時，並將反芻思考時間設定在早上十點至十二點，彷彿一劑上午的創意強心針。如果某個可能激發創意的想法或情緒在下午四點突然出現，他應該要有信心同樣的想法隔天上午還會再次出現（假如想法重要性夠高）。

一開始，這位個案對於這份計畫抱持懷疑態度，不認為自己能縮短思考時間，而且他相信這是他性格無法分割的一部分。

不過透過後設認知治療，個案學會旁觀思緒流並練習超脫正念。他發現，絕妙的靈感的確會在隔天早上再次出現，他不必記下來也不必緊抓不放。他也發現自己的想法與靈感沒有減少，他保有藝術創造力，一樣能夠創造出美妙的作品，但不必付出心理健康的代價。

我們多數人偶爾也會想要反芻思考或思索哲理，我自己也是。人們會思考世間萬物背後的哲理、發想新計畫或腦力激盪創意點子。對我和許多人來說，這樣的分析思考是一大樂趣。我喜歡想像未來要進行的研究計畫、預計要寫的書籍或專欄，或是重要訪談的談話重點。但我知道不能讓這些反芻思緒完全占據心神，我也深知每天練習超脫正念的重要性。更重要的是：我百分之百信任自己控制反芻思考的能力，這種能力不受內心或外在事件的影響。握有掌控的感覺使我堅強，因此我也只有偶爾才會深度反芻思考。

**「正面的反芻思考能提升自尊。」**

有人認為反芻思考可以提升自尊，他們心想，只要更加接納自己或是對自己複誦正面、自愛的語句就能強化自信心。不過高自尊並不是建立在思考之上，相反地，過度思考可能削弱自信心。孩童總是充滿自信，而透過限制反芻思考，我們一生也許可以持續保有這樣的自信。

我們偶爾都會感覺自己不如別人聰明、漂亮或成功。這時候，我們會特別關注那些格外成功或充滿自信的人，我們可能以為要擺脫自尊低落或憂鬱症狀，就得像他們一樣成功。

不過自尊與成功並沒有直接關聯，複誦正向的座右銘或永遠對自己抱持正面態度也無法提升自信。每個人偶爾都會出現負面想法；大家工作難免出錯，也都會因此自責；我們都有失望的經驗，這讓我們感到傷心；我們也會自問：當初是不是應該採取不同的做法？儘管如此，不是每個人都自尊心低落。因此負面想法與信念本身並不是自尊低落的主因，我們處理這些負面信念的策略才是關鍵。察覺到負面的想法後就不要連續好幾個小時反覆想著這個念頭。

長期來說，我們無法光靠思考就提升自尊，不論是寫積極正向的日記、把負面想法轉化為正面、複誦正向的座右銘或對自己說打氣的話，例如：「你夠棒了，你頭髮很漂亮，朋友都很愛你」，這些都沒有用。這些策略可能可以立即見效，不過並不持久，需要不斷重複執行才能使效果持續。

**「反芻思考是我身分認同的核心，不這麼做的話，我還是我嗎？」**

如果你像那位藝術家一樣，把每日長時間的反芻思考與憂鬱當作自己個性的一部分，那可能不容易接受後設認知治療的思考模式。我偶爾會碰到自覺特別善於分析、天生憂鬱、感受強烈或敏感的人，他們覺得這些特質是自己個性的一部分。

他們不願停止反芻思考，害怕因此喪失自我。即便反芻思考會引發憂鬱症狀，但這是一個令他們感到安心而熟悉的習慣，就像一雙又舊又髒的拖鞋，即便知道早該丟了，卻還是留在玄關裡以免哪一天需要。我們必須瞭解到，反芻思考絕不是身分認同的核心，而是一個不妥當而且可以改變的習慣。我們還是同一個人，只是少了反芻思考與憂鬱症的嶄新自我。

治療過程中，我會請個案填寫以下表格，列出他們認為深層反芻思考有何優缺點。以下範例列出個案常見的觀點。

個案填寫表格後，我們會逐一討論支持與反對反芻思考的論點，通常此時利弊就已經顯而易見：反芻思考的缺點遠超過其優點。為了更加瞭解自己或激發創造力而罹患憂鬱症是慘痛的代價。分析之後，我會請個案再次評估反芻思考

| 反芻思考的優點 | 反芻思考的缺點 |
| --- | --- |
| • 反芻思考可以找出解決方法或答案。<br>• 反芻思考能幫助我瞭解自己。<br>• 反芻思考能幫助我做出更周到的選擇。<br>• 反芻思考能使我富有深度與創意。 | • 反芻思考打壞睡眠規律。<br>• 反芻思考使我自尊低落。<br>• 反芻思考使鬱悶與憂鬱症狀持續。<br>• 反芻思考令人疲倦，使我心不在焉。<br>• 反芻思考使我疏離家人朋友。 |

有益的程度，他們的答案通常會更往下列量表的左邊偏移。也就是說，他們認為反芻思考的用處與價值大幅減少。瞭解這一點後，限制反芻思考就會比較容易實行，也更容易長期維持。

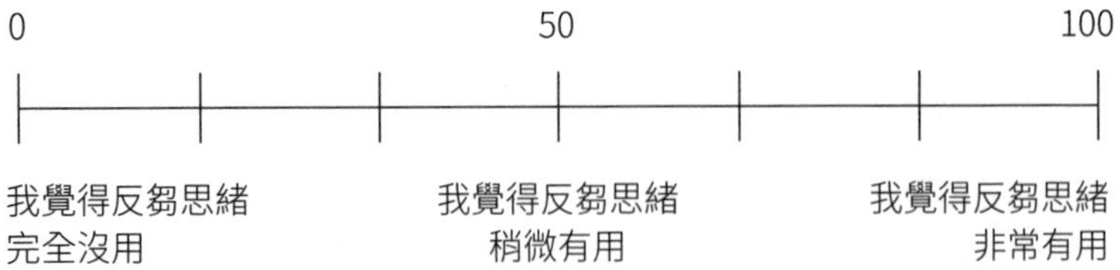

## 雷夫

「我以為要先排解負面想法才能繼續前進。」

我從青少年時期就罹患憂鬱症，我的想法通常圍繞著死亡打轉。但從青少年時期到邁入成年的頭幾年，我從未被這些想法徹底擊倒。我接受教育、出社會工作、結婚生子，我已經接受這些黑暗想法就是我生命中注定存在的一部分。

有時候我會陷入惡性循環，擺脫不掉自己即將死去的想法。但我沒有尋求協助，某種程度上，我已經接受自己就是得這樣擔心害怕地度過一生。我照常工作、經營家庭生活，沒有接受過任何治療。

後來，三十五歲之後，我找到一份新工作，這間公司的工作環境競爭很激烈，這種職場文化深深吸引我。我全力以赴，開始非常認真工作，成果也獲得管理階層的注目。

但休假時問題來了，我一點也不喜歡假期，憂慮與焦慮會在這時襲來，我覺得糟透了。我一心只想要回去工作。工作就是我的解藥，工作讓我精力充沛。

## 日常生活中的憂鬱傾向

幾年之後，原本只在假期才會出現的焦慮與憂鬱想法開始入侵日常生活，使我不得不向公司請病假。醫生診斷我罹患憂鬱症，我開始服藥並與心理師諮商。

和心理師的談話就和與一般人閒聊一樣，我不覺得有什麼收穫。不過情況的確有所好轉，我相信是藥物起了療效，不過假期來臨時，我的憂鬱症復發了。

之後的幾年，我的就業狀況並不穩定。我搬到別的鎮上，找了一份工時較短的新工作。我也開始念書，不過後來不念了，然後又找了一份新工作。一陣子之後又開始上課，兼幾份彈性的工作，不過這段期間，關於死亡的黑暗想法與焦慮感一直困擾著我，這些想法無時無刻占據我的心神。我害怕死亡，而且這些想法成了自證預言。因為我必須死掉，我也不得不想著這一切。這就是我當時的生活樣貌，我沒辦法好好過日子，這些想法吞噬了一切。我活著，但也只是行屍走肉，日子如地獄般難熬。當你陷入憂鬱，這會占據一切，成為天大的問題。

我嘗試過許多治療方法，不過負面想法仍然持續出現，而我以為該花時間處理這些想法，我以為想通就結束了。

## 後設認知治療的基本假設帶來全新觀點

我剛認識後設認知治療的時候也是持保留態度。這種療法的基本假設是，每個人都有負面、黑暗的想法，但不是所有人都執著於這些念頭。

心理師對我說，我的心情不必一直都那麼糟。我原本一直以為我的人生就是這樣了。我原本也以為自己必須分析這些想法，我以為我別無選擇。

現在我知道，我不必深入鑽研這些黑暗想法，我可以放手旁觀，觀察這些想法會不會再度出現；原來我可以安坐在家裡的扶手椅中，告訴自己不要執著於這些想法。

幾次療程後轉捩點出現了，我發現自己可以成功旁觀想法來來去去，不會因此心情低落，心理狀態也不會陷入低迷。

我知道自己還是會傷心難過，但我也學會繼續前進，因此我不害怕重鬱症再度發作。幾個黑暗想法不會毀掉我的人生，我學會放下負面想法、繼續過日子。負面想法仍會出現，有時甚至是頻繁出現，但我可以繼續過生活，不必坐著耽溺於負面想法中，我以前以為自己必須這麼做，完全不知道其實不必。

我現在已經完全擺脫憂鬱症，工作很穩定，情緒儲備更飽滿，自尊心也提升了。

## 雷夫的觸發思緒導致憂鬱症的途徑

從年輕開始，雷夫對死亡的恐懼使他罹患憂鬱症與焦慮症。他的觸發思緒包括絕望與對家人的愧疚感，觸發思緒通常會在早晨出現，引發接下來六至八小時的反芻思考，思考的目的是找出解決方法。長時間的反芻思考導致疲倦、注意力不集中與睡眠問題。

**觸發思緒**

- 要怎麼面對死亡？
- 情況會不會好轉？
- 生命的樂趣在哪裡？

→

**CAS反應**

- 尋找答案
- 臆測
- 向上帝禱告
- 分析
- 監督自己的心情
- 躺在床上

**花費時間**

- 6-8個小時

→

**心情／症狀**

- 憂鬱
- 絕望
- 焦慮
- 專注力問題
- 疲倦
- 睡眠問題

| 雷夫過去使用的策略<br>會引發憂鬱症狀 | 雷夫現在使用的策略<br>能克服憂鬱症狀 |
| --- | --- |
| **思考方式：**<br>我覺得有必要透徹地思考死亡。 | **思考方式：**<br>我現在知道不必一直想著死亡等負面想法，我不必深入探究這些思緒。 |
| **注意力重心：**<br>我過去的注意力重心在於我自己與內心的想法。和他人相處時我經常心不在焉，我時常獨自坐在角落反芻思考。 | **注意力重心：**<br>我現在把重心放在外在世界。我現在有外在的關注重心，像是家人和工作。 |
| **行為：**<br>我和別人談論自己的想法，也嘗試過替代療法。 | **行為：**<br>我謹守一天的行程，不受心情、想法與感受影響，即便不情願或缺乏動機，我還是會著手工作。 |

**關於自己的想法，我發現：**

我發現我自己能決定要想什麼以及想多久，我瞭解到是過度思考害我生病。

# 第五章

# 停止胡思亂想，認真生活

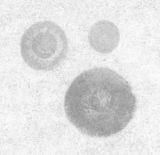

多數人都夢想改變，我們夢想學鋼琴、移居國外並自給自足、建立社群、上新課程，或是在完全不同的產業找工作。我們幻想著哪一天能把這些年來買回家卻沒讀過的烹飪書裡的所有食譜一一煮遍，我們夢想培養新嗜好、重拾舊興趣，或是認識擁有共同喜好的新朋友。悲傷、鬱悶或憂鬱的人也和一般人一樣，擁有許多夢想，不過我時常在這些人身上發現，他們害怕憂鬱症復發或黑暗想法出現，這份恐懼感時常阻撓他們實現夢想。他們也想要計畫未來，不過由於害怕犯錯或碰上負面經驗，且深信憂鬱症發作會使自己喪失動機，因此鮮少貫徹計畫。

在憂鬱症患者或反覆發作者身上，他們對於症狀復發或心情低落的恐懼可能會演變為一種預期心態，而他們的反芻思緒就是圍繞在這種心態上：「我沒辦法避免再次陷入憂鬱。我覺得自己的心情比昨天稍微差了一些。我記得上次憂鬱症發作的時候也曾感受到這種焦慮。」這種反芻思緒使他們深信，憂鬱症狀就是生命的常態，彷彿憂鬱或隨時復發的危機就是生命中注定存在的一部分。他們漸漸開始相信，自己的心靈就是比別人脆弱，因此選擇安於現狀，不追尋新體驗；因為害怕承受不住，只好畏縮不前，如履薄冰地過生活。

我的使命是要透過後設認知治療告訴大家，即便罹患憂鬱症，生命仍然可以圓滿充實。你可以逃離這些處處設限的恐懼與期望，不過就像戒掉壞習慣一樣，這需要耐心與專注。如果多年來，我們已經習慣拒絕各種計畫，只待在自己的舒適圈中，那麼我們大腦內部的控制系統會需要重整、重置，之後就可以和其他人一樣展開雙臂，捕捉生命的各種可能性，雖然這些機會現在看來似乎遙不可及。

停止胡思亂想，開始認真生活的路途上必須通過數個站點，首先最重要的是，我們得意識到自己的反芻思緒，且不論生命中出現何種挑戰、失敗或負面想法，都要相信自己有能力控制這些思緒——前幾章已經探討過這一點。

後設認知治療的下一步是瞭解到，我們可以實現夢想，也可以謹守行動計畫，不受自己的想法或心情影響。很多人發現，減少反芻思考後多出了許多時間，可以用來追尋夢想。我常詢問個案希望如何運用這些多出來的時間。如果憂鬱症已是多年來生活的一部分，那要知道自己真切想要什麼可能並不簡單。你是否懷有創業的夢想？還是只是想要每天早晨以微笑而非痛苦來展開一天？瞭解自己的夢想之後，我們要來制定計畫，也許只規劃接下來幾個小時，也有可能是涉及劇烈改變的計畫，不論是哪一種都可以實行——即便過程中動機消失了也要繼續下去。憂鬱與沮喪並非命中注定。

唯有認真生活，夢想與希望才會實現。想像自己站在五星級飯店品項豐富的自助餐廳裡，有白酒炒淡菜、蜜汁醃火腿、時蔬燉飯、新鮮沙拉、甜美番茄、雞油菌、小馬鈴薯、美味的起司、蛋糕、水果和堅果。你也許可以想像這些佳餚的味道，但還是要實際品嘗才能親自體會。首先你得向前邁出一步，拿起盤子。

生命與其中的各種可能性也是一樣。你想要上大學、換工作、尋找伴侶、改為兼職工作以便擁有更多時間進行創作嗎？展開行動吧！這聽起來可能像是高談闊論，因為如果你多年來都是採用完全相反的策略來保護自己，要展開行動豈是容易的事？

假如你一天花費數個小時反芻思考，甚至可能是重度反芻思考者，那麼的確很難說服自己未來不應因為擔心憂鬱症復發而處處受限。不過一旦發現自己可以縮短使憂鬱症持續存在的反芻思考，並瞭解遺傳、季節或過度敏感並不是憂鬱症的肇因之後，你就能空出許多時間。

# 如何在沒有動機的情況下採取行動？

後設認知治療的關鍵要素之一就是學習在缺乏動機的情況下採取行動。學會如何在沒有動機的情況下仍然展開行動、謹守計畫，這一點非常重要。

我們的動機與欲望十分多變，每天、甚至每個小時都不一樣。如果天氣陰沉，或是這一週過得不順，那沒有動機起床、運動或社交是很正常的。突然之間，我們一點也不期待到林子裡散步、觀看最喜歡的電視節目或煮一頓豐盛晚餐。我們可能鼓勵自己，希望藉此重新點燃動機，或是決定躺在床上，等待動機出現再起身。不過這兩種策略都可能引發更多反芻思緒。

雖然毫無動機或想望，我們每天仍然完成上百件事。以我個人來說，晚餐後我也沒有動機洗碗盤、整理家裡或睡前刷牙。

但我還是會去做。我不會等待動機出現。我回想今天早上，我沒有特別想要起床的動機，我想要睡久一點。鬧鐘響起後，許多人還是繼續躺在床上，不過我們都知道，最好的辦法是起身準備上班或赴約。

想法、感受、行動是三件不同的事，不一定共存。即便沒有動機，我們每天仍然完成上百件事，想都沒想就做了上百個動作。我們絕大多數的行動都與想法或感受毫無關聯，幾乎沒有意識地進行。比方說，如果我要等待動機出現才上健身房，那我可能永遠也不會去。同樣的，我不會等到滿心期待的時候才去超市採買。最好的策略就是練習遵從行動計畫，不必和動機、感受或想法扯上關聯。

我們以早晨起床為例。鬧鐘在早上七點響起，但我們絲毫不想從溫暖被窩裡起身、走到浴室整理儀容，那怎麼辦？

我們有好幾種可能反應，我們選用的策略決定了起床的難易度：

**策略一：**

我們繼續躺在床上，等待想要起床的念頭出現。這不是個好策略，因為這為反芻思考提供了溫床，加深起床所感受到的疲倦與沮喪。

**策略二：**

我們試圖壓抑想法、將想法深埋於心中，或試圖驅散這些想法。這個策略容易引發反效果。因為這很耗費精力，而且這類想法會像塑膠小鴨一樣不斷浮出水面。

**策略三：**

我們試著鼓勵自己爬起床，提供自己誘因，例如一杯熱咖啡或早晨溫煦的陽光。這項策略也不是很好，因為內心的爭辯會製造更多憂慮，原本的目標是說服自己爬起床，但結果可能是被自己說服繼續躺在床上。一個想法這麼說：「來吧，今天會是美好的一天」；另一個想法說：「才不會，我沒有應付今天的力氣」。我們沒辦法確保激勵的想法可以贏得爭辯。自我鼓勵是一種「積極思考」，而就像之前提到的，即便想法是正面的，這也不是解決過度思考的良方。

**策略四：**

另一個常見策略是，藉由斥責自己來試圖振作，比方說責怪自己是早上爬不起床的懶人。自我批評也許有用，不過代價是自尊和好心情。我們不可能透過反芻思考養成早起的好習慣，因此這項策略也不太好。

**策略五：**

最好的策略是超脫其他想法，著重於起床的計畫，忽略不想起床或沒有動機的念頭。只要著重於計畫本身，缺乏動機的背景音樂就會逐漸淡去。

盡可能謹守計畫，不須自我鼓勵，不必換上充滿動機的心態，也不要給自己偏離計畫的選擇，那你就會發現，不論自己的想法或心情如何，我們其實都可以展開行動。就算我們寧可待在家裡，我們還是可以起身到市區走走；就算想要躺在沙發上看電視，還是可以出門上健身房。我們要學會分開想法與行動。

# 不是非此即彼，而是兼而有之

人類心理的運作方式比我們想像的還要複雜精妙，許多人以為心理狀態非此即彼：不是百分之百憂鬱，只能坐等改善的機會，不然就是能夠完全掌控一切。但實際上不是這樣，我們很常同時擁有多種相互矛盾的感受：喜中帶悲、又愛又恨等。沒有什麼是非此即彼，通常都是兼而有之。

也就是說，我們很可能腦中出現觸發思緒，身體也不太舒服，但同時還是可以在電影院好好欣賞一部電影。前者不會妨礙後者。想望與行動也沒有絕對的關聯。儘管毫無想望，我們還是可以採取行動。許多個案表示，儘管缺乏想望或動機，他們還是逼自己去上班或出席社交場合，這樣一來，他們逐漸不再注意到自己的觸發思緒。即便心裡想要拒絕邀約，他們還是出席了，後來也的確度過美好的一晚。他們說，雖然一開始並不想參加派對，但去了之後，注意力通常就不會集中在自己的想法上，於是心情也變好了。有些人也表示，他們還是能聽到關於問題與恐懼等負面想法的背景音樂，不過同時也可以享受派對。也就是說，心理狀態並不是非此即彼，而是可能兼有多種情緒。

## ☞ 以下是我在診所的做法：

### 如何練習在沒有動機的情況下採取行動

人們不想做某件事的時候就很難跨出第一步，不過隨著練習，你就會越來越擅長在沒有動機的情況下採取行動。我和個案一起列出就算不想也必須做的事，例如：

- 用餐
- 起床
- 和某人說話
- 躺下休息
- 出門散步
- 清空洗碗機

個案發現就算沒有想做這些事的念頭或感覺，他們還是可以完成這些任務。也就是說，他們可以在排定的日子加入其他活動，或是準時做出重要決定，不受心情或心態的影響。

有些個案告訴我，他們決心早上七點起床，早上八點、中午與傍晚六點用餐，每天下午也至少散步十分鐘；也有人決定每週要至少和兩個人碰面聚會，可能是和鄰居喝杯咖啡、和朋友一起吃早餐，或是與同事散步。漸漸地，他們發現不論當天心情好壞都可以維持一定程度的活動。

我會向個案提出挑戰，請他們提高「缺乏動機採取行動」練習的難度，也就是每隔兩天詢問自己：「我現在最不想做什麼？」然後就去做那件事。這樣一來，個案就會瞭解，即便毫無動機，他們也能謹守行動計畫。經過練習後，雖然想望與動機的感覺仍會隨時間波動，但他們已累積足夠的能量，可以支撐他們修完一門課、維持一份工作或一段感情。

## 區分想法與行動，製造動力

即便沒有最適當的心態或百分之百的把握，你還是可以做出人生中的重大決定。

重大抉擇通常都不會簡單明瞭。做決定之前，首先最好能從不同角度審視問題。如果你因為不適應職場而考慮辭職，那你大概會考量自己的經濟狀況、新工作的選擇、原工作的好同事、日常行程的安定感等。這些想法都可能阻卻你最初的衝動——辭職。個案經常提到的另一個例子是決定是否要離開自己的配偶，原因可能是婚姻已不如以往堅固。比方說，有一位個案表示，儘管婚姻生活不理想，她還是沒有離婚，因為擔心之後後悔，也害怕對小孩有不良影響。但她也沒有為留在婚姻中付出努力，而只是陷入懸而未決的狀態，不停思考著其他可能性。她留在婚姻中，卻沒有全心投入。多數人最終會決定竭盡所能維持婚姻，或是下定決心離婚，但重度反芻思考者則會陷於兩難。

經常反芻思考的人比一般人更難做出決定。除了抉擇本身外，重度反芻思考者還會反覆想著他們的反芻思緒，例如：「我為什麼沒辦法做出決定？我為什麼一直改變心意？」這些反芻思緒更加擾亂原本的問題。有些人會使用不恰當的策略來處理這些與抉擇相關的反芻思緒，因此難以做出決定。如果一定要有百分之百的把握才願意做出選擇，那麼很可能會陷於反芻思考中，毫無行動的動力。等到做出決定才行動並不是最好的策略，因為到底什麼時候才能下定決心呢？兩週後嗎？還是兩年？或是永遠無法抉擇？比較可靠的策略是限制反芻思考的時間，並在設定的時限內做出決定。

在診所中，我會使用以下詳述的三步驟模型來引導個案在固定的時限內採取行動。我們會根據個案個別的時程來調整計畫，不過我不建議延長已訂定的時限。

1. 個案自行設定完成練習的限期（比方說三個月），並在這三個月內每天撥一個小時分析自己的處境。在這分配的一小時內，個案專注於思考自身情況的各個面向。

2. 三個月後，個案必須做出決定。即便覺得答案還不明朗，個案仍須採取行動。如果個案考慮的問題是要不要離婚，那麼她要不就離婚，要不就投入婚姻。

3. 做出選擇之後，如果出現懷疑決定正確與否的觸發思緒，個案應該以超脫正念的策略來處理這些想法。個案不可以緊抓觸發思緒、陷入反芻思考，只能旁觀想法來來去去。我建議一天最多分配一小時來分析種種疑慮，而如果懷疑的念頭在分配時段以外冒出來，那就只能旁觀這些想法。接著我們設定評估決定適當與否的時限（比方說一個月或六個月），並在這段期間內練習超脫正念，如果在這之後，個案仍然懷有疑慮，那就得重新執行這個三步驟模型。

這樣的練習並不容易。對於人生的重大決定，有些人一輩子也找不出明確的答案。即便對於自己真正想要的事物無法下定決心，或是無法做出重要抉擇，但你還是可以好好過生活，不會因此出現憂鬱症狀。

透過後設認知治療，個案瞭解到即便心中懷有疑慮，他們還是可以照常工作、去看電影或拜訪朋友。即便懷疑的念頭潛伏在背景中，你還是可以開心地過生活。重點不在於擺脫疑慮，而是瞭解即便心懷不確定，你還是可以控制反芻思考，過著有意義的人生，不受憂鬱症干擾。

## 貝莉特

### 「後設認知治療給了我一記當頭棒喝。」

在第二次後設認知療程上，心理師問我：「你覺得是憂鬱症帶來反芻思緒，還是反芻思緒導致憂鬱症？」

我恍然大悟——一切再明白不過。顯然我的思考方式就是問題的根源。我隨時都在想著自己的表現夠不夠好、其他人是否喜歡我。我無時無刻不在擔心工作與家務的表現，有時我甚至不想和我的小孩講話，因為我沉浸在自己的思緒當中，那都是非常沉重的想法，我幾乎承受不住。我和心理師坐下長談時，我才發現是我的思緒在助長憂鬱症，那簡直是當頭棒喝，令我大吃一驚，因為我這一生一直以為深入探究有益無害。

我的工作是協助需要幫助與支援的家庭與孩童。這份工作令我充滿成就感，同時也相當耗費心力，監督與被監督都是工作內容的一部分。我也求診於心理師數次，請心理師協助我整理並表達自己的感受與想法。我嘗試過認知療法、正向心理學、正念與瑜伽。一開始我都對效果感到滿意，不論在工作或私人生活上，這些療法都屬於我所習慣的體系，我從沒想過有其他可能性。所以當後設認知治療的心理師無意聽我談論思緒內容時，我感到很驚訝。

因壓力第二次崩潰後，我求助於後設認知治療的治療師。我的兩次崩潰都是因為壓力使我深感無力、抑鬱，對未來充滿恐懼。

第一次崩潰的時候我陷入休克，我從來沒有這樣過。我們在職場上得面對各種挑戰，包括爭執、預算削減等。我的情況迅速惡化：我無法呼吸、沒辦法上班，連走路都沒辦法像以前一樣，我的身體徹底停擺。在那段期間，我的弟媳過世了，家庭生活也左支右絀，因此在家庭方面我也面臨龐大壓力，而要同時應付職場與私人生活的重大挑戰令我喘不過氣。我處於哀慟之中，我的至親家人也是，同時我還有兩個小孩要照顧。

## 觸發思緒都煙消雲散

透過後設認知治療，我意識到，假如工作入侵私人生活，那你就無時無刻不在分析思考。我現在明白自己有所選擇。不論面對什麼樣的挑戰，我們都有權決定自己要如何應接。

這是我前所未有的體會。我有選擇，我以前從沒想過這一點。我遵循心理師的建議，將反芻思考時間設為每天下午四點半至五點。如果在其他時段出現觸發思緒，我也不能記下來，因為寫下來就會助長思緒的擴張。這對我來說也是全新的體驗。

而且這些想法並沒有再次出現，所有觸發思緒都像過眼雲煙一樣！

雖然負面感受沒有消失，我對未來仍然感到不安，對自己的表現依然沒有自信，不過我現在能夠縮短處理這些想法的時間。

也就是說，我學會自我調節。我現在知道，面對什麼樣的經驗或挑戰一點都不重要，重要的是我處理相關思緒的方式：是整天反芻思考呢？還是接受現實，安然地擱置反芻思緒？瞭解這一點救了我一命，對此我毫不懷疑。

我每天都應用六堂後設認知療程中學到的策略。我知道壓力大的日子容易出現大量思緒。以前，我會老早就開始擔心會出現什麼樣的思緒，我會反覆思考、猜測別人對我的印象與感受。我現在不會那樣了。我還是會有負面想法，但我現在能夠置之不理，我知道我可以選擇不搭上思緒列車。我也學會看穿所有憂鬱、擔憂與思緒，我可以看到這些負面想法背後真正重要的事物。心理師以一項練習清楚向我說明這一點，她請我在窗戶玻璃上寫下自己憂鬱的想法，然後問我能不能看到玻璃上文字之後的景象。當然，輕而易舉，我可以看到店面和街上的人。我的眾多想法也一樣，都只是空氣，我可以看穿空氣，專注於其他事物。

當然，我還是有必須處理的問題與挑戰，也就是每個人都須面對的財務狀況等一般問題。但同樣的，我現在可以擱置這些問題，等到適當的時候再來思考處理。我會問自己：「這需要現在處理嗎？不，不用。好，那就週末再來解決吧。」於是，我成功擱置想法。

在面臨諸多挑戰的繁忙日子裡，我會複習後設認知療程中所學到的練習。我很喜歡聲音輔助的注意力訓練（請見一一九頁）。我會專注聆聽外界的聲音，維持一分鐘，同時忽視觸發思緒。之前，我在工作或專心處理某件事時，車聲等噪音會使我煩躁不已，但現在我知道自己也可以選擇要聽到什麼聲音。

後設認知治療對我助益良多，我認為是後設認知治療讓我能繼續工作。我現在縮短工時了，這正是我想要的。一切都很順利。

## 貝莉特的觸發思緒導致憂鬱症的途徑

貝莉特的觸發思緒主要是關於自尊，她的心思經常被這類想法拉走。她要求自己事事完美，完全不能讓他人失望。貝莉特的觸發思緒主要是關於工作與她自認未能圓滿解決的問題。

她一天通常花費八小時反芻思考，這使她憂鬱、疲憊、心灰意冷。

**觸發思緒**

- 為什麼我的記憶力不復以往？
- 我出了什麼問題？
- 為什麼我的表現不如其他人？
- 這份工作是正確的選擇嗎？我該改變工作環境嗎？

→

**CAS反應**

- 反芻思考
- 正面思考
- 擔憂
- 請病假

**花費時間**

- 9-10個小時

→

**心情／症狀**

- 憂鬱
- 壓力
- 心灰意冷
- 疲倦
- 睡眠問題

| 貝莉特過去使用的策略<br>會引發憂鬱症狀 | 貝莉特現在使用的策略<br>能克服憂鬱症狀 |
| --- | --- |
| **思考方式：**<br>觸發思緒出現時，我立刻緊緊抓住並反覆思索。<br>這些想法都是負面的，而反芻思緒擴張到我無法負荷的地步<br>反芻思考可能延續一整天，甚至更久，除非我耗盡心神或向別人傾訴，否則停不下來。<br>不過當我和他人訴說自己的想法，這又會引發更多反芻思緒。 | **思考方式：**<br>觸發思緒出現時，我會意識到這可能占據我的心神，因此我應該置之不理。<br>我會轉移注意力，想些別的事。<br>我檢視負面想法，確認這只是一個念頭，而我自己可以選擇要在這上面花費多少時間。<br>我會把排解想法的行為刻意延後到自己所設定的反芻思考時間。<br>我通常可以快速排解思緒，不會花費數天反芻思考。 |
| **注意力重心：**<br>我多數時間都把注意力放在負面想法上。 | **注意力重心：**<br>當反芻思緒出現時，我會專注於更寬廣的外在世界。 |
| **行為：**<br>過於重視反芻思緒，因此難以與他人相處，我沉默寡言、活在自己的世界中。 | **行為：**<br>我會四處走動，藉此刻意避免反芻思考。<br>我也會播放音樂，並專注於歌曲或廣播中的談話內容。<br>我每天設定一段固定時間用來分析自己的想法，反芻思考時間有限，而且不容妥協。<br>不過到了反芻思考時間時，觸發思緒通常已經消散無蹤或是變得無關緊要。 |

**關於自己的想法，我發現：**

是反芻思緒帶來壓力與憂鬱症狀，反芻思考是因不是果。

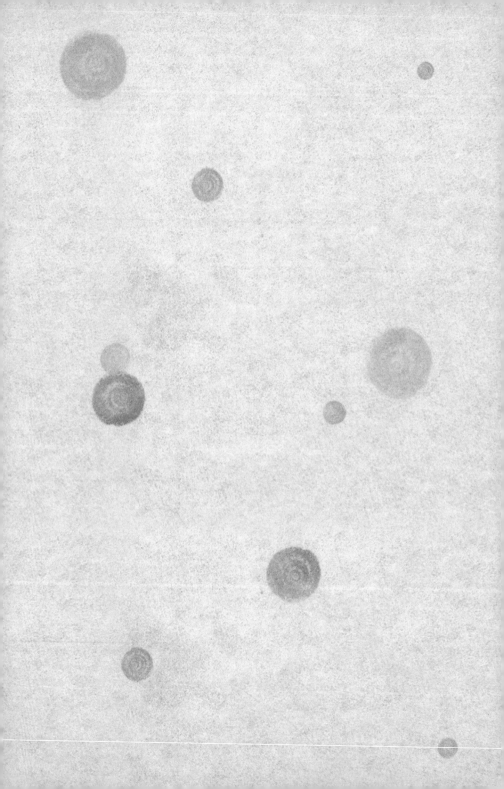

# 第六章

# 你的腦袋真的需要藥物嗎？

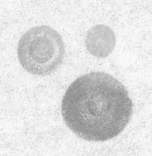

世界各地的藥櫃中常見抗憂鬱藥物的身影。對某些人來說，當生活已至難以忍受的地步時，藥物可以提供緩解，讓他們暫離傷痛。不過對更多人來說，藥物的效果差強人意：在抑制症狀方面只稍微有效，且會造成負面副作用，復發機率還會逐漸上升。

憂鬱患者尋求協助或服藥完全不必感到羞愧。不過我們不應該把抗憂鬱藥物當作輕度或中度憂鬱症的第一線治療方式，理由眾多。

新近研究顯示，抗憂鬱藥物療效之利鮮少大於諸多副作用（包括噁心、缺乏食欲、體重上升、暈眩、缺乏性慾）之弊。而在重度憂鬱症案例中，只有約五成的患者能成功透過藥物顯著緩解憂鬱症狀。此外，與停止心理治療相比，停止服藥的患者復發的機率較高，因為藥物雖然可以治療症狀，卻無法消除憂鬱症的肇因。

部分研究甚至指出，一旦停止服用抗憂鬱藥物，患者出現自殺念頭的機率會提高。我們還不瞭解確切原因，不過其中一種可能性是，藥物會阻擋底層心理天生調節感受的功能（參見第三十六頁的S－REF模型）。假如藥物的功能是緩和、抑制或阻擋負面想法與感受，那這也許可以解釋停藥後復發機率較高的現象。

對某些人來說，抗憂鬱藥物似乎會使憂鬱症狀惡化；比方說，剛開始服用時，有些患者會感受到強烈的無力感或自殺念頭。也有患者會出現與自我價值相關的全新負面反芻思緒，同時還深受體重增加、性慾下降等副作用困擾。另一個藥物無效的可能原因是，部分患者仍然繼續反芻思考，使憂鬱症持續存在，因此不論服用多少藥物都沒有用。

如果抗憂鬱藥物在你身上起了效果，你也樂於服藥，且沒有出現負面副作用，那繼續服用是沒有問題的。不過如果你還沒開始服藥，或是已開始藥物療程，但覺得效果不彰或擔心藥物的副作用，我會建議你考慮接受後設認知治療。

## 不是易如反掌

有些人會認為我不該問「你的腦袋真的需要藥物嗎？」這種問題，因為藥物的確幫助了很多人。我不是要大家想也不想就把抗憂鬱藥物扔出窗外，我不是這個意思，你不可以（也不該）這麼做。如果突然停藥，很可能會出現危險的生理副作用，更可能使憂鬱症狀立即復發。如果你有意停止服用抗憂鬱藥物，請務必在醫療專業人士的指示下進行，這樣假若憂鬱症狀復發，你才能迅速取得協助與支援。

我的目標並不是說服獲得藥物助益的患者停藥，而是提出一個新觀念：後設認知治療等有效的心理治療可以取代藥物。患者可以學習一些策略來降低藥物的必要程度，最終甚至完全停藥。

## 你正在服藥嗎？

我必須強調的是，任何人絕對不可以突然停止服用醫師所開的藥物，這可能導致嚴重副作用與病情復發。如果你有意停止服藥，請與醫生或精神科醫師討論停藥的建議方式。

## 你的憂鬱症病因是缺乏血清素嗎？

近來越來越多人認為憂鬱症的成因是大腦化學物質失衡，也就是由缺乏血清素所造成，因此也就相信藉由藥物提升大腦的血清素濃度是憂鬱症的治療方式。我認為這種觀點很有問題。許多人認為「憂鬱症是無法控制的大腦疾病」，而正是這種觀點使患者被憂鬱症牢牢掌控，因此無法認清，只要運用正確的心理策略，病情其實可以控制。的確，憂鬱症患者的血清素濃度較低，但這不代表我們可以斷定這就是憂鬱症的肇因，我們只能說這兩個現象經常並存。

威爾斯和同仁的研究顯示，憂鬱症與不恰當的後設認知及思考策略有關，例如壓抑、反芻思考、處理排解、監督自己的心情、讓自己待在舒適圈中、避免可能感到不適的情境。因此，對多數人來說，最有效的療法其實是減少處理想法的行為。

我經常聽到憂鬱症患者表示自己的大腦因憂鬱症出現明顯的變化，他們相信憂鬱症對大腦造成損害。有些人會指著大腦的ＭＲＩ掃描圖，指證歷歷地說海馬迴縮小了。這不完全是錯的。大腦的確會因為憂鬱症與過度反芻思考而改變，不過憂鬱症不是唯一可能造成大腦變化的原因，而這些改變也不是不可回復的。大腦的化學物質會根據我們的行為持續產生變化，比方說，喝了一杯咖啡、汽水或吃下一塊巧克力後，腦內的化學平衡會出現顯著差異。這種現象再正常不過。但即便大腦因為攝取巧克力而出現變化，我們也不會（也不能）就此斷定大腦受到損傷，更不代表這種改變是永久的。如果我們長時間大量反芻思考，這會影響大腦的荷爾蒙與神經傳導介質，我們可能會感受到傷心或絕望等症狀。大腦超時工作以應付種種反芻思緒與憂慮時，可想而知，記憶力與專注程度也會降低。不過大腦具有可塑性，只要減少反芻思考，認知功能也會恢復。

至今尚無研究能證明憂鬱症與大腦缺乏血清素有直接的因果關係，但反芻思考與憂鬱症之間的關聯已獲證實。有數項試驗顯示，研究人員請受試者反芻思考或擔憂負面想法時，不論持續時間長短，受試者都會出現憂鬱症狀。在《令人憂鬱的反芻思緒》（Depressive Rumination，二〇〇四年出版）一書中，作者帕帕喬吉歐（Papageorgiou）與威爾斯提到一項研究，當研究者請受試者開始針對自己進行反芻思考時（例如思考自己的失敗與壞心情），其憂鬱症狀會大幅增加。這項研究的受試者包括憂鬱症患者與非憂鬱症患者。

總而言之，有更多證據顯示憂鬱症是由反芻思考等不適當的策略所導致，而非大腦化學物質的缺乏。

# 不同程度的憂鬱症

我們現在知道，有效的心理治療是持久療效的關鍵，但眾多醫生與精神科醫生仍持續將抗憂鬱藥物當作對抗憂鬱症的第一線治療方式，這豈不弔詭？我相信醫生開立藥物的立意良善，他們也是一心想要為患者提供協助。追根究柢，醫生每天開立那麼多處方箋的原因就是大眾普遍認為憂鬱症是一種疾病，且與心理治療相比，藥物能更快見效，因此成本也較低；大量處方也進一步強化了這個認知。在某些國家，轉介患者接受心理治療可能等待時間漫長，如果醫生希望提供立即的治療，開立抗憂鬱藥物可能是唯一的選擇。

不過沒有跡象顯示藥物比後設認知治療便宜，長期來看更不可能。學習更好的策略來面對人生內在與外在的挑戰，才是長期有效擺脫憂鬱症的方法，因此後設認知治療可以說是效果最持久的憂鬱症療法。

除了我與威爾斯教授共同執行的研究外，也有其他研究顯示，個案通常接受六至十二次後設認知療程後就能擺脫憂鬱症，較嚴重的案例同樣適用。相較於藥物，後設認知治療沒有副作用，也不像其他治療選項可能須花上數月或數年才能見效。

偶爾會有個案接受後設認知療程並克服憂鬱症後仍持續服藥，因為他們不確定是不是藥物起了作用，他們擔心停藥後可能應付不來。

我能理解這樣的擔憂，因此我一再強調，患者應該在自覺對於反芻思考與日常生活擁有足夠控制能力，並與醫生共同擬定漸進的停藥計畫後才開始停藥。

不過如果患者早已學會後設認知策略並克服憂鬱症卻仍持續服藥，自制力也會因此減損，就好像是早已學會騎腳踏車卻持續使用輔助輪。

# 拿掉輔助輪

憂鬱症通常也會導致認知功能下降，尤其是專注力與記憶力所受的影響最為明顯，很多人會發現自己忘記約定、生日與日常事務。專注力與記憶問題是很常見的CAS症狀，如果我們突然無法專注於自己喜愛的影集或手中的小說，這會令人十分受挫。

我們可能會想要採用類似輔助輪的策略，例如記下大量日常備忘錄，提醒自己各種必須記得的事情。但這個方法有害無益，因為筆記可能使我們備感壓力，而且更加印證了我們的記憶力的確有問題。認知問題通常是過度思考所造成的後果。如果腦袋沒有時間休息，就無法以最佳狀態運轉。如果職業橄欖球員日夜不停比賽，沒有時間休息，當然也不會有好表現。以超脫正念的方式稍事休息、暫停思考是讓大腦保持高效能的關鍵。我的經驗是，只要減少反芻思考，那麼心理狀態、專注力與記憶力都會逐漸恢復。記憶力就像身體和心靈一樣，都有自癒能力。

## 長期請病假可能延續憂鬱症

我們的社會經常建議憂鬱症患者向公司請病假，以便充電休息，克服憂鬱症。個案常告訴我，他們剛開始請病假時，醫療專業人員會建議他們保持心理平和寧靜，盡量不要操煩。但我詢問個案這對緩解憂鬱症狀有無助益時，他們的答案通常都是否定的。對某些人來說，請幾天病假能帶來些許平靜與寬心，比方說重度憂鬱症患者可能就需要暫時逃離外在觸發點。有時候，比起忙碌的職場，在家中沙發上的確比較容易放空，因此短期來說，請病假可能有所幫助。不過這並不是長久的解決之道，因為請病假並不能扭轉症狀背後的驅動因素。請病假時，你暫時處於防護罩中，但這沒辦法教你如何應付工作，而且可能降低你對生活的掌控感。此外，憂鬱症患者就算請了病假，假如沒有學會察覺觸發思緒與避免反芻思考，他們一旦回到充滿觸發思緒的環境（例如職場），很可能會立刻復發。

部分個案請病假後症狀惡化的另一個原因是，他們在家有了更多時間反芻思考。如果成天無所事事，只坐在沙發上盯著空氣，那就很可能開始大量反芻思考以致症狀加深。

不過如果他們做些別的事，別讓思緒繞著問題打轉，那麼心情就會有所改善。停止反芻思考後，憂鬱症狀就會減輕。因此，光是放鬆或睡覺沒辦法治好憂鬱症，你只會變得更加倦怠。

最近有一位個案開始後設認知治療。他是一位審計員，長期心情低落、食欲不振、缺乏活力，於是請了病假。不過休假並沒有提振他的心情，他開始懷疑自己到底能不能康復，不斷猜想其他人怎麼看待他這個人與他的處境。除了反芻思考，他還開始躲避社交場合，因為他害怕別人問起他的工作情況。反芻思考與躲避人群及聚會的行為逐漸使他的症狀惡化，情況沒有好轉。不過後設認知治療展開後，他發現在家、在社交場合中或職場上，他都能減少ＣＡＳ反應，正向心態與好心情也逐漸恢復了，他現在知道自己能充分克制先前那些引發症狀的行為。

# 第七章

# 終結憂鬱

我希望本書能鼓舞人們擺脫悲傷與憂鬱症。藉由察覺自己的觸發思緒並選擇走下反芻思緒的列車，那麼不管你已乘車到了何方，都還是能夠克服憂鬱症。要擺脫憂鬱症，我們必須改變掌管思考模式的後設認知信念，也要練習限制反芻思考，不論這些思緒是關於日常枝微末節的觸發點，比方說與家人的小衝突，還是更嚴重的事情，像是疾病、死亡或離婚。

要記得，想法本身不會知道自己是不必花兩分鐘思考的小事，還是得用五個小時反覆沉吟的大事，做判斷的是*我們*，也只有我們能做這個決定。只要練習與自己的想法和感受保持距離，選擇專注於其他事物，例如一本書、一趟腳踏車之旅，或是身邊的人們，我們就能停止胡思亂想，開始認真生活。這不僅能減緩憂鬱症狀，還能提升生活品質。如果不論思緒及心情好壞，我們都能全神貫注陪伴孩子、讀一本好書或看一齣電視節目，那心理健康就不會出問題。

我們要在寬廣的外在世界中過日子，而不是活在自己的腦袋裡。重點也不在於讓自己分心，藉此逃避想法與感受，而是要專心過生活。

傷心、憤怒與憂傷都是生活的一部分，沒有人逃得了。不過有了正確的認知與超脫正念，我們就能學習避免培養或加深負面感受，負面情緒也會開始自我調控。在適當的環境中，心靈可以自癒。

適度的思考能讓大腦維持最佳狀態。讓大腦休息、恢復精力有助於高效運轉與創意思考。如果我們希望想出絕妙點子，那就得每天讓大腦休息。我這裡指的並不是睡眠，比較像是待機，一種心理活動的休眠時期，讓想法來來去去，不要與之互動。

超脫正念是讓大腦喘息的時間，進入一種「閒置模式」，讓底層心理進行自我調節（參見第三十六頁的S－REF模型）。我們知道，即便克制自己思考，大腦仍會繼續生成想法。不過我們會發覺，出現的想法變少了，內容也不同。這是因為大腦不被緊逼著找出答案的時候，後設認知這位助手的效率最好。減少反芻思考，心態能變得正面、精力恢復，創意也有所提升。因此，我建議一天當中抽空休息，練習超脫正念。你可以坐在沙發上，看著窗外；或是看部好片，或單純享受與親友相處的時光。

我知道本書所傳遞的訊息具有爭議性，因為這顛覆我們對於憂鬱症成因與治療方式的認知。多數針對憂鬱症的精神科治療方式都把患者當成特別敏感的個人，因此要求患者服藥或避開可能引發壓力、導致憂鬱症的情境。我們的社會熱中於排解思緒，不論是找人傾訴或自己分析生命危機所帶來的種種負面想法及感受。由於我倡導的是完全相反的概念，我可以理解讀者可能難以接受。

世界衛生組織（ＷＨＯ）預測至二〇二五年，憂鬱症將是人類所要面臨的一大挑戰，患者個人及社會整體都不樂見這樣的事態發展。不過憂鬱症並不是無藥可癒的慢性病症，透過後設認知治療，我們可以扭轉病程。使用後設認知技巧的個案約有七至八成可以完全克服憂鬱症，不須另外服用抗憂鬱藥物或接受傳統的認知與分析治療，比起其他經過測試的憂鬱症療法，後設認知治療的治癒率明顯更高。

## 為失去的歲月感到遺憾

減少反芻思考，開始充分活在當下後，我們會發現自己的時間變多了，心態也更為積極正向。

我常遇到花費大量時間思索的個案，反芻思考讓他們錯失機會、降低生活品質、引發憂鬱症。這些人發現自己錯失眾多機會與美好時光後可能感到極為懊悔。

這樣的失落感很可能引發新的觸發思緒：「我怎麼浪費了這麼多年？要是早知道就好了，那我就不會罹患憂鬱症、浪費好幾年治療、吃藥、出入醫院。」

不過我們對於已經消逝的日子無能為力，過去的不能從頭來過，反覆想著這件事也不能挽回這些年月。我們不應為此苛責自己。我們沒辦法以後見之明來處理當時所面對的問題，所以那些錯誤策略也許就是當時最好的辦法了。最好不要過於為過去懊悔，現在該做的是展望並迎接擺脫憂鬱症的未來，而後設認知治療能協助你邁出步伐。

我希望本書能鼓勵有需要的人嘗試後設認知治療，學習以正確的方式處理負面想法與感受。不過治療的成功有賴個案的練習與合格治療師的協助。雖然這種治療方式還很新穎，不過隨著訓練合格治療師的人數持續增加，世界各地的民眾都越來越容易接觸後設認知治療。後設認知治療研究院網站明列認證合格的治療師與其聯絡資訊：

https://mct-institute.co.uk/mct-registered-therapists

透過療法改變自我形象後，你可以獲得正面與成功的經驗；你能夠完全掌控自己排解想法與感受的方式，感覺自己堅強、穩健；學會運用後設認知技巧來度過各種情緒經驗，不必總是傷心、低落或抑鬱。

不論觸發思緒的內容與數量，也不管生命的困境令我們多麼難過、挫折或悲傷，我們可以運用超脫正念來處理這些感受。

阿德里安．威爾斯曾對我說：「觸發思緒就像魚餌，而你是魚。你沒辦法控制周遭出現多少魚餌，但你可以決定要游走還是上鉤。」人生無法避免觸發思緒的出現，我們有時候也會忍不住上鉤。不過透過後設認知治療，即便溪流仍然充滿觸發思緒，我們逐漸學會安然游開並欣賞周遭的世界，我們學會避開魚餌，有時甚至能掙脫魚鉤，但不必浪費力氣試圖壓抑想法或驅離思緒；我們學會繼續過生活。

如果個案急於盡快學會控制反芻思考，我常直接向他們提出更高難度的挑戰。我會建議他們積極展開行動，從事全新冒險，勇於追尋可能帶來觸發思緒的經驗。我會對他們說，現在也許正是與老闆談論那個棘手話題的時機，或是尋找新工作、搬離那個他們受夠的地方。我們越讓自己全心投入某項活動，越積極直接展開行動，就越能驅散反芻思緒，感覺自己握有掌控。這能帶來良性循環，未來遇上挫折時我們能更快恢復，也更能抵禦長期的悲傷與憂鬱。

☞ 以下是我在診所的做法：

## 如何成為後設認知大師

控制反芻思考的自信來自經驗的累積。光讀說明書沒辦法學會騎腳踏車，你需要練習。先要有自信能騎兩輪腳踏車而不摔倒，你才能真正學會騎腳踏車。

我常用腳踏車的例子來向個案說明如何成為「後設認知大師」，也就是善於察覺自己的觸發思緒、控制反芻思考並練習超脫正念。

我請個案一再練習。我建議他們每天花幾分鐘練習察覺自己的觸發思緒，並以超脫正念來控制反芻思考。生命會不停帶來引發觸發思緒的事件。當個案有自信能靈活運用超脫正念後，他們就能向自己提出挑戰，面對可能引發觸發思緒的情境，例如：

- 與喜愛熱烈討論的家人展開爭辯。
- 向老闆要求加薪。

● 約人出去約會。
● 隨興做些平常不會做的事。

我們對於擱置觸發思緒越有經驗，對此就越有自信；自信心提升後，反過來又能強化自制力。我們不應逃避人生，而是要練習面對生活，每天持續練習。

「出現什麼想法並不重要，重要的是你做出什麼樣的反應。」

——阿德里安·威爾斯

# 認識基本概念

注意力訓練技巧（attention training technique，簡稱ATT）是一種意識練習，目的是轉移注意力，不受內心事件（想法與感受）及外在事件（周遭世界）的影響。

認知注意症候群（cognitive attentional syndrome，簡稱CAS）包含諸多不恰當的策略，假如經常使用，可能引發反效果，使憂鬱症狀持續存在。這些不恰當的策略包括反芻思考、擔憂、監督自己的心情與其他不適當的因應機制。

超脫正念指的是旁觀思緒流的行為，與反芻思考正好相反。

後設認知信念是你對於自己的想法及思考模式的認知，換句話說，就是你對於自己想法的看法。我們的後設認知知識與信念影響深遠，舉例來說，我們花多少時間反覆思考觸發思緒也和後設認知有關。如果我們不相信自己握有掌控，那就很難限制反芻思考時間。

反芻思考是一種思考模式。這種策略的目標是透過長時間沉思，藉此建立秩序與找到問題的解決方法。問題就在於，過度的反芻思考可能引起反效果。如果我們放任自己跳上觸發思緒的列車，那我們隨時隨地都在反芻思考，這會使心情惡化，還可能會引發憂鬱症狀並持續數年。

自我調節執行功能模型（Self-Regulatory Executive Function Model of Emotional Disorder，簡稱S－REF模型）是威爾斯和馬修斯（一九九四年）針對心理結構與自我調節功能所提出的後設認知模型。S－REF模型包含三個層次，底層會持續受到衝動、想法與感受的影響；中層負責擬定處理這些想法的策略；上層則為後設認知層次，儲存我們所知的各種可能策略。

觸發思緒是可能演變為反芻思緒的想法，通常是帶有強烈情緒的想法。觸發思緒會不會演變為反芻思緒，端視我們的處理方式。

# 你有意接受後設認知治療嗎？

後設認知治療是一種能改善心理狀態的有效短期療法，研究顯示這種療法的效果相當好。跟著後設認知治療師進行六至十二次療程後，個案就能學到療法的主要原則並演練過療法的各個階段。約七至八成個案能擺脫憂鬱症狀。

我相當重視後設認知治療的專業性，因此建議有意接受後設認知團體治療或一對一療程者選擇合格的治療師，以求最佳成效。

近年來，漢斯．諾達爾（Hans Nordahl）教授及療法創始人阿德里安．威爾斯教授持續於丹麥的後設認知治療研究院（ＭＣＴ－Ｉ）培訓治療師並授予合格證明。大約只有六成學員能通過培訓，唯有取得合格證明者才能使用「ＭＣＴ－Ｉ認證合格治療師」的職稱。獲得ＭＣＴ－Ｉ認證的心理治療師才能提供優質的後設認知治療。

讀者可在此查詢所在地附近的ＭＣＴ－Ｉ認證執業醫師：https://mct-institute.co.uk/ mct-registered-therapists

如果你的所在地附近沒有後設認知治療師，有些診所也提供英語線上治療，你可以嘗試這些選項。

如果你是心理健康照護的專業人員並對後設認知治療的培訓感興趣，歡迎參閱治療手冊（Wells，二〇〇九年），你也可以前往以下網站進一步瞭解相關資訊：https://mct-institute.co.uk/mct-master-class

為了保證您得到真正的、有效的後設認知心理諮詢，請選擇後設認知研究所（ＭＣＴ－Ｉ）認證的後設認知心理諮詢師。ＭＣＴＩ®大師課是目前唯一被ＭＣＴ研究所認可的培訓，由Adrian Wells教授親自授課。通過認證的心理諮詢師名單請查看：https://mct-institute.co.uk/mct-registered-therapists/

CEKTOS是丹麥首家且規模最大的，後設認知研究所認證的後設認知治療診所覆蓋丹麥全國多個城市地區，擁有專業並豐富的後設認知心理治療經驗。所有CEKTOS診所的心理醫師、心理諮詢師都是後設認知研究所（MCT－I）培訓認證或正在培訓認證的諮詢師。

如果您對後設認知治療感興趣，想要瞭解更多關於後設認知治療的知識，或者您正在抑鬱和焦慮的情緒中掙扎，想要嘗試後設認知治療，歡迎您和我們聯繫。CEKTOS向中文讀者、來訪者提供中文介紹和中文線上諮詢。

https://cektos.dk/chn/

聯繫方式：China@cektos.dk

Versus Cognitive Behavioural Therapy for Depression: A Randomized Pilot Study'. *Australian and New Zealand Journal of Psychiatry* 48 (10): 932–43.

Kirsch, I. (2009). 'Antidepressants and the Placebo Response'. *Epidemiology and Psychiatric Sciences* 18(4): 318–22.

Normann, N., Emmerik, A.A. & Morina, N. (2014). 'The Efficacy of Metacognitive Therapy for Anxiety and Depression: A Meta-Analytic Review'. *Depression and Anxiety*, 31 (5): 402–11.

Papageorgiou, C. & Wells, A. (2014). 'Group Metacognitive Therapy for Severe Antidepressant and CBT Resistant Depression: A Baseline-Controlled Trial'. *Cognitive Therapy and Research* 39 (1): 14–22.

Papageorgiou, C. & Wells, A. (2004). *Depressive Rumination: Nature, Theory and Treatment*: John Wiley & Sons.

Papageorgiou, C. & Wells, A. (2003). 'An Empirical Test of a Clinical Metacognitive Model of Rumination and Depression'. *Cognitive Therapy and Research* 27 (3): 261–73.

Papageorgiou, C. & Wells, A. (2000). 'Treatment of Recurrent Major Depression with Attention Training'. *Cognitive and Behavioral Practice* 7 (4): 407–13.

Turner, E.H., Matthews, A.M., Linardatos, E., Tell, R.A. & Rosenthal, R. (2008). 'Selective Publication of Antidepressant Trials and its Influence on Apparent

# 參考書目

Callesen, P., Jensen, A.B. & Wells, A. (2014). 'Metacognitive Therapy in Recurrent Depression: A Case Replication Series in Denmark'. *Scandinavian Journal of Psychology* 55 (1): 60–64.

Cuijpers P., Hollon S.D., van Straten A., Bockting, C., Berking, M. & Andersson, G. (2013). 'Does cognitive behaviour therapy have an enduring effect that is superior to keeping patients on continuation pharmacotherapy? A meta-analysis'. *BMJ* Open 3: e002542.

Dammen, T., Papageorgiou, C. & Wells, A. (2015). 'An Open Trial of Group Metacognitive Therapy for Depression in Norway'. *Nordic Journal of Psychiatry* 69 (2): 126–31.

*Diagnostic and Statistical Manual of Mental Disorders: DSM-5* (2013). Washington, D.C.: American Psychiatric Association.

Hagen, R., Hjemdal, O., Solem, S., Kennair, L.E.O., Nordahl, H.M., Fisher, P. & Wells, A. (2017). 'Metacognitive Therapy for Depression in Adults: A Waiting List Randomized Controlled Trial with Six Months Follow-Up'. *Frontiers in Psychology* 8:31.

Hollon, S.D., DeRubeis, J., Shelton, C., Amsterdam, D., Salomon, R., O'Reardon, J., Lovett, M., Young, P., Haman, K., Freeman, B. & Gallop, R. (2005). 'Prevention of Relapse Following Cognitive Therapy vs Medications in Moderate to Severe Depression'. *Arch Gen Psychiatry* 62(4): 417–22.

Jordan, J., Carter, J.D., McIntosh, V.V., Fernando, K., Frampton, C.M., Porter, R.J., Mulder, R.T., Lacey, C. & Joyce, P.R. (2014). 'Metacognitive Therapy

Wells, A. & Matthews, G. (1996). 'Modelling Cognition in Emotional Disorder: The S-REF Model'. *Behaviour Research and Therapy* 34 (11): 881–8.

Wells, A. & Matthews, G. (1994). *Attention and Emotion: A Clinical Perspective*. Hove, UK: Erlbaum.

Callesen, P., Reeves, D., Heal, C. & Wells, A. (2020). 'Metacognitive Therapy versus Cognitive Behaviour Therapy in Adults with Major Depression: A Parallel Single-Blind Randomised Trial'. *Scientific Reports.*

Callesen, P., Pedersena,M.L., Andersenb, C.K. & Wells, A. (2020). 'Metacognitive therapy for bipolar II disorder: A single case series study'. *ScienceDirect.*

Efficacy' . *New England Journal of Medicine* 358 (3): 252–60.
Wells, A. (2009). *Metacognitive Therapy for Anxiety and Depression*. New York: Guilford Press.

Wells, A. (2007). 'The Attention Training Technique: Theory, Effects and a Metacognitive Hypothesis on Auditory Hallucinations' . *Cognitive and Behavioural Practice* 14: 134–8.

Wells, A. (2005). 'Detached Mindfulness in Cognitive Therapy: A Metacognitive Analysis and Ten Techniques' . *Journal of Rational-Emotive and Cognitive-Behavior Therapy* 23(4): 337–55.

Wells, A. (2000). *Emotional Disorders and Metacognition: Innovative Cognitive Therapy*. Chichester, UK: Wiley.

Wells, A. & Fisher, P. (2016). *Treating Depression*: MCT, CBT *and Third Wave Therapies*. Chichester, UK: Wiley-Blackwell.

Wells, A., Fisher, P., Myers, S., Wheatley, J., Patel, T. & Brewin, C.R. (2012). 'Metacognitive Therapy in Treatment-Resistant Depression: A Platform Trial' . *Behaviour Research and Therapy* 50 (6): 367–73.

Wells, A., Fisher, P., Myers, S., Wheatley, J., Patel, T. & Brewin, C.R. (2009). 'Metacognitive Therapy in Recurrent and Persistent Depression: A Multiple-Baseline Study of a New Treatment' . *Cognitive Therapy and Research* 33 (3): 291–300.

國家圖書館出版品預行編目資料

誰說你一定非得要想通？給總是越想越糾結的你，不用吃藥的療「鬱」處方箋 / 皮亞．卡萊森、安．梅特．福特普著；林怡婷譯--初版.--臺北市：平安文化, 2022.1 面；公分. --(平安叢書;第703種)(UPWARD;125)
譯自：LEV MERE, TÆNK MINDRE
ISBN 978-986-5596-52-1(平裝)

1.憂鬱症 2.心理治療 3.認知治療法

415.985 110020118

平安叢書第0703種
**UPWARD 125**

# 誰說你一定非得要想通？

## 給總是越想越糾結的你，不用吃藥的療「鬱」處方箋

LEV MERE, TÆNK MINDRE



作　者—皮亞．卡萊森、安．梅特．福特普
譯　者—林怡婷
發行人—平雲
出版發行—平安文化有限公司
台北市敦化北路120巷50號
電話◎02-27168888
郵撥帳號◎18420815號
皇冠出版社(香港)有限公司
香港銅鑼灣道180號百樂商業中心
19字樓1903室
電話◎2529-1778　傳真◎2527-0904
總編輯—許婷婷
責任編輯—黃雅群
美術設計—嚴昱琳
著作完成日期—2017年
初版一刷日期—2022年1月

法律顧問—王惠光律師

讀者服務傳真專線◎02-27150507
電腦編號◎425125
ISBN◎978-986-5596-52-1
Printed in Taiwan
本書定價◎新台幣340元/港幣113元